GESUNDE PROSTATA

GESUNDE PROSTATA

Von Vorbeugung bis Heilung

Dr. Peter Düweke

Stiftung Warentest

EDITORIAL

Lieber Leser, liebe Leserin,
dieser Gesundheitsratgeber der Stiftung Warentest wendet sich an Sie als (betroffenen) Mann und zugleich an die Menschen, denen Sie etwas bedeuten und die mit Ihnen fühlen.

Es geht auf den folgenden Seiten um die Prostata, um Bau und Funktion dieses Männerorgans und um die verschiedenen Leiden, die sie treffen können.

Dabei erläutern wir Ihnen nicht nur die Probleme, die auftreten können, sondern auch die Strategien, wie Sie selbst frühzeitig darauf aufmerksam werden, wie der Arzt sie finden kann und natürlich, welche Behandlungswege es gibt und wie deren Aussichten sind.

Die Krankheiten, die Sie im Ratgeber finden, sind die Entzündung der Prostata, vorübergehend oder chronisch ebenso wie die gutartige Wucherung, das benigne Prostatasyndrom.

Und selbstverständlich nimmt die am meisten gefürchtete Erkrankung, der Prostatakrebs, einen großen Raum ein. Er ist bei uns die häufigste Krebsart bei Männern. Die Lage stellt sich für einen von Krebs Betroffenen nach der Diagnose als unübersichtlich und verwirrend dar. Bereits bei der Diskussion um „Früherkennung ja oder nein“, fängt die Verunsicherung an. Doch auch hier gibt es Mittel und Wege der Klärung, der Behandlung oder des Umgangs mit der Erkrankung.

Der Ratgeber holt Sie und Ihre Lieben dort ab, wo immer Sie stehen, und beantwortet zahlreiche Fragen. Das Buch möchte Sie dabei unterstützen, gute Lösungen nach dem Stand der Medizin zu finden, die Ihre Lösungen für Sie sind. Schließlich mögen sich auch Gesunde angesprochen fühlen, auf ihre Prostata zu achten.

Peter Düweke
Berlin, im Januar 2011

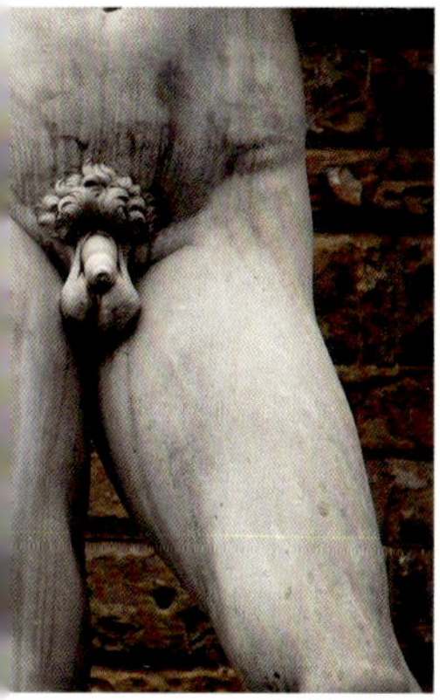
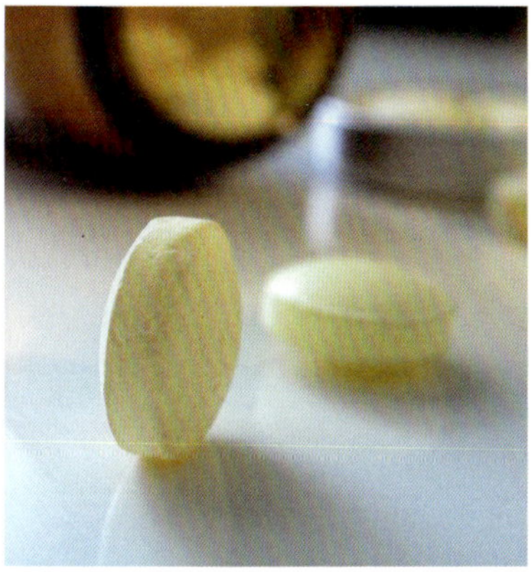
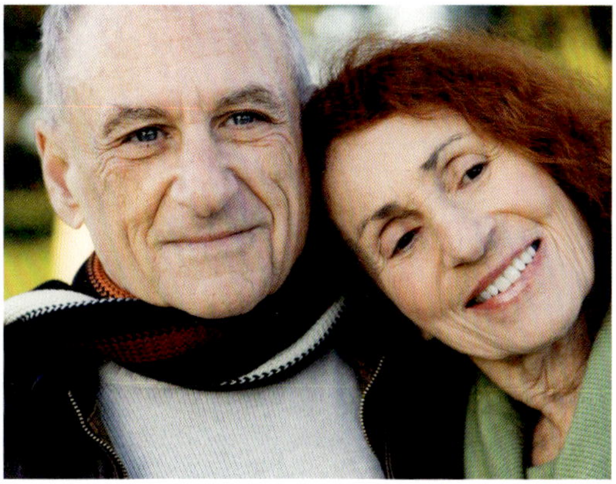

INHALTSVERZEICHNIS

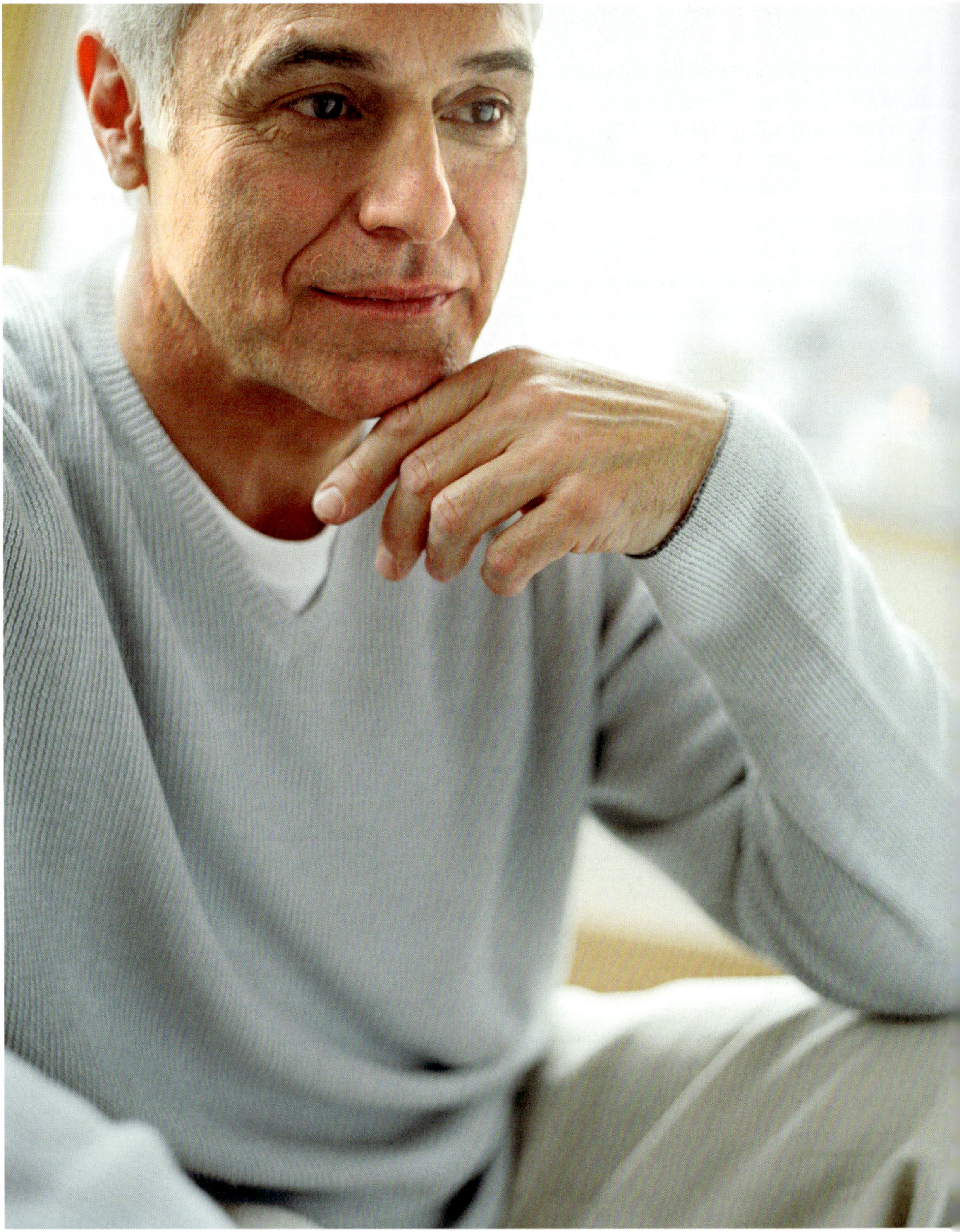

UNBEKANNTES ORGAN

Männer früherer Epochen wussten nichts von ihr. Männer von heute wollen mit ihr nichts zu tun haben. Indes geht in Momenten höchster Lust in der Prostata die Post ab. Ganz im Verborgenen erfüllt sie wichtige Funktionen beim Sex. Sie ist es, die die Samenflüssigkeit zusammensetzt und herausspritzt. Ohne seine Prostata wäre ein Mann auf natürliche Weise nicht zeugungsfähig.

VERBORGENES SEXORGAN

Woran denken Sie, wenn Sie das Wort Prostata hören? An nichts Gutes vermutlich. An alte, blasenschwache Männer oder an Impotenz! Man weiß eigentlich nicht so genau, wie das zusammenhängt. Prostata krank, Potenz kaputt, oder etwa nicht? Bereits das Wort macht vielen eine Gänsehaut. Wenn es heißt, jemand habe es an der Prostata, ist es dann nicht – schrecklich, das Wort auszusprechen – Krebs? Nein, mit der Prostata wollen wir Männer nichts zu tun haben.

Wenn ich Prostata höre, denke ich an zwei Männer. Mein Vater hatte einen akuten Harnverhalt. Der Arzt musste einen Katheter legen. Tage später fuhr ich meinen Vater zum Krankenhaus. Die Operation heilte ihn. Er konnte wieder mit einem kräftigen Strahl die Blase leeren. Er war glücklich und dankbar, als er nach Hause kam. Ich denke aber auch an meinen Schwiegervater zurück, der regelmäßig heftige Schwitzattacken bekam. Er hatte fortgeschrittenen Prostatakrebs und machte deshalb eine Hormontherapie. Zwei Jahre später besuchte ich ihn am Sterbebett. Prostatakrebs hatte seine Knochen zerstört.

Die Prostata besitzt ein denkbar schlechtes Image. Doch das hat sie nicht verdient. Sie spielt eine zentrale Rolle beim Sex. Und zur Zeugung eines Kindes ist sie unverzichtbar.

Zwei in Einem

Die Harnröhre der Männer, jener ca. 24 Zentimeter lange Abfluss der Harnblase, heißt korrekt Harn-Samenröhre.

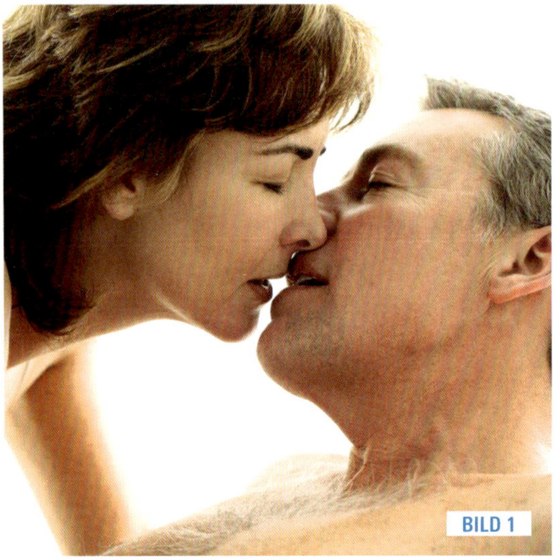

BILD 1

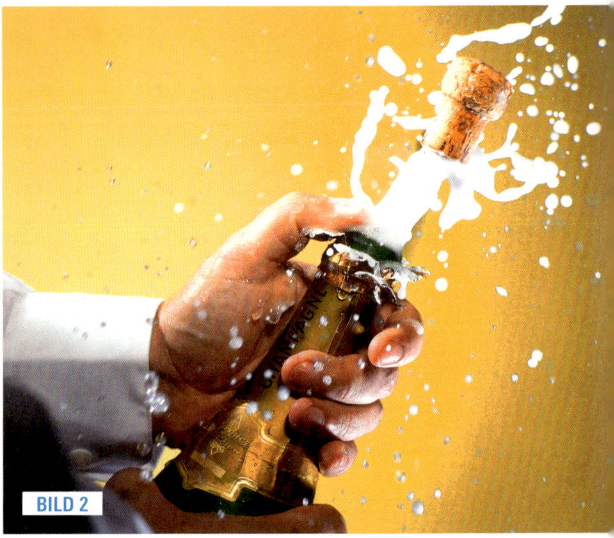

BILD 2

Sie ist sehr praktisch, weil sie zwei Fliegen mit einer Klappe schlägt. Zum einen entsorgt sie regelmäßig Urin. Zum anderen lässt sie in glücklichen Momenten Samenflüssigkeit durch ihren Lauf spritzen.

Die Prostata ist wie der Penis ein Sexualorgan. Sie gebraucht die Harnröhre als Spritzkanal für Sperma. Nüchtern und technisch betrachtet bringt die Prostata beim Samenerguss drei Komponenten zusammen und spritzt sie wie ein Kompressor heraus. Dabei kann die Samenflüssigkeit auf 4,7 Meter pro Sekunde (17 Stundenkilometer) beschleunigt werden. Die katapultartige Leistung hat aber nichts mit der Intensität des Orgasmus zu tun.

In den Vorratsbehältern der Nebenhoden stehen vor dem Samenerguss mindestens hundert Millionen reife Samenzellen bereit. Jede trägt eine Hälfte des Erbguts, das für die Befruchtung einer Eizelle benötigt wird. Jede ist anders, denn jede trägt ihren eigenen Genmix, eine praktisch einmalige Kombination der Gene. Nach dem Sex mit einer Frau schwimmen die Samenfäden mit schlängelnden Bewegungen in die Gebärmutter hinein und die Eileiter hinauf. Jede Spermienzelle hat den gleichen Auftrag: Schwimme zu einer reifen Eizelle und dringe bis zu ihrem Kern in sie ein!

Ein ganz besonderer Saft

Ihr kurzes Leben verbringen Spermien in einer speziellen Flüssigkeit, die von der Prostata und den beiden Samenblasen produziert wird. Samenflüssigkeit hat es in sich. Sie treibt die Spermien an und ernährt sie. Sie ermöglicht ihnen das Überleben in einer feindlichen Umwelt. Sie bahnt ihnen den Weg und öffnet verschlossene Türen.

Die Prostata steuert ein Drittel der Menge zum Samenerguss bei, die insgesamt einen Teelöffel ausfüllen würde. Ein Botenstoff der Prostata in der Samenflüssigkeit erweckt die Samenfäden zum Leben. Er setzt sie in Gang, startet gleichsam ihre Motoren. Eine andere Substanz der Prostata neutralisiert den sauren Schleim der Scheide, der fremde Eindringlinge normalerweise abtöten würde. Wieder andere Botenstoffe öffnen vermutlich den Spermien den Muttermund, den Eingang in die Gebärmutter.

Den Hauptteil der Samenflüssigkeit tragen aber die beiden Samenblasen bei, die sich hinter der Prostata befinden. Die Be-

BILD 1 und **BILD 2**: Wenn der Korken knallt – die Prostata mischt drei Komponenten zusammen und spritzt sie wie ein Kompressor heraus.

zeichnung Samenblase ist irreführend, weil die Drüse Samenzellen weder produziert noch speichert. Vielmehr erzeugt sie eine an Fruchtzucker reiche Flüssigkeit, die die Spermien mit Energie versorgt.

Zwei erbsengroße Drüsen, die im Beckenboden liegen, die Cowper-Drüsen, bereiten den Sexakt vor. Einige Zeit vor dem Samenerguss geben sie ein paar klare Tröpfchen – der Volksmund nennt sie Lusttröpfchen – über die Prostata in die Harnröhre ab. Sie neutralisieren Harnreste in der Harnröhre und schmieren die Eichel. Da sie bereits einige Spermien enthalten können, ist abgebrochener Sexualverkehr zur Verhütung nicht geeignet.

Spritzpistole

Wie funktioniert der Samenerguss und welche Rolle spielt die Prostata dabei? Die Ejakulation, wie man den Samenerguss in der Fachsprache nennt, ist das Ergebnis eines feinen Zusammenspiels mehrerer Organe, gleichsam ein orchestrierter Tusch. Grob vereinfacht, funktioniert die Prostata beim Samenerguss wie eine Spritzpistole. Zwei Phasen lassen sich unterscheiden.

Erstens die Ladephase, Fachleute nennen diese Emission: Aus den tief gelegenen Nebenhoden werden Spermien durch die beiden Samenleiter bis in die obere Harnröhre hinaufgepumpt. Zur gleichen Zeit pressen Samenblasen und Prostata ihre Flüssigkeiten dazu. Diese Vorgänge spürt man nicht. Sie erfolgen automatisch und unbewusst durch die glatte, unwillkürliche Muskulatur der Drüsen und Gänge. In der oberen Harnröhre der Prostata erhöht sich dabei der Druck. Wenn eine Schwelle überschritten wird, gibt es kein Zurück mehr.

Die zweite Phase ist ausgelöst, die Abspritzphase: Eine plötzliche, heftige Muskelkontraktion spritzt eine Portion Samenflüssigkeit nach draußen. An der Kontraktion sind Prostata, Beckenboden, Penis und Anus beteiligt. Die Teilschritte wiederholen sich einige Male schnell hintereinander. Beim Entspannen wird gleichsam nachgeladen. Ein kleiner Muskel der Prostata erweitert blitzschnell die obere Harnröhre, während Samenleiter, Samenblasen und Prostata eine weitere Portion Samenflüssigkeit hineinpumpen. Nach einem Bruchteil einer Sekunde schießt die zweite konzertierte Muskelkontraktion sie heraus. Ausgelöst wird die Ejakulation vom Ejakulations-Reflex, der über Nerven des Rückenmarks gesteuert wird. Sobald eine bestimmte Schwelle der Erregung erreicht wird, folgt zwangsläufig die Kaskade der Kontraktionen.

Dirigentin

Für noch etwas sorgt die Prostata. Sie verhindert, dass der Schuss nach hinten losgeht. Sie spannt beim Samenerguss den inneren Schließmuskel der Harnröhre an, der die Blase wie ein Ventil verschließt. Ohne diesen Verschluss würde die Samenflüssigkeit in die Harnblase gespritzt, und alles wäre umsonst. Jedenfalls stürbe die Menschheit schnell aus.

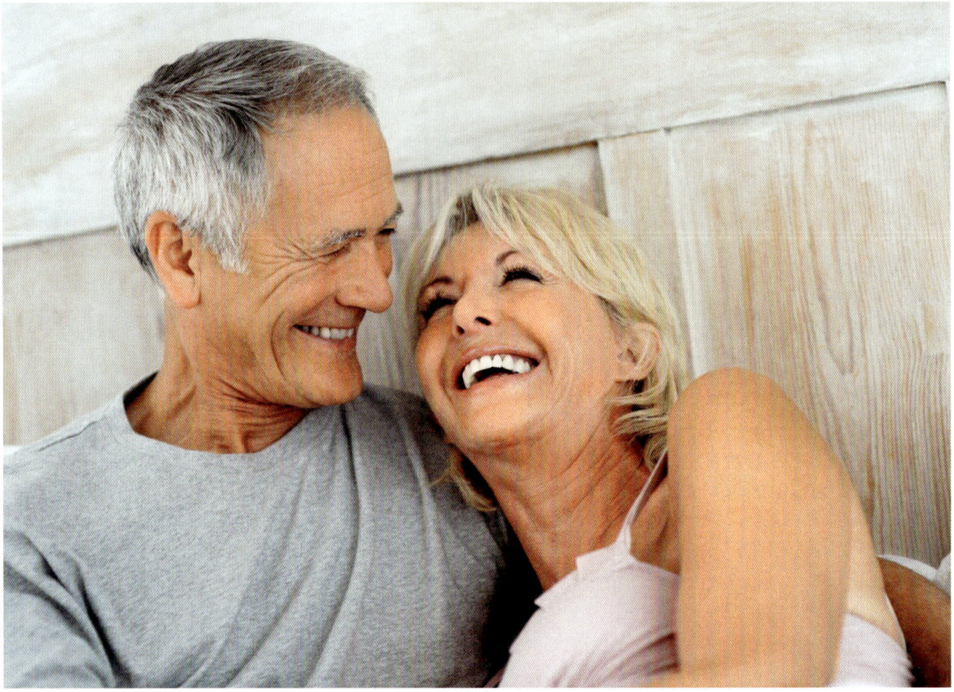

Ganz im Verborgenen erfüllt die Prostata also vier wichtige Funktionen beim Sex. Erstens steuert sie Samenflüssigkeit mit Substanzen bei, die zum Gelingen der Mission der Spermien unentbehrlich sind. Zweitens bringt sie die Komponenten der Samenflüssigkeit in der oberen Harnröhre zusammen, während sie drittens die Harnblase verschließt. Schließlich schickt sie viertens die Sendung mit rhythmischen Kontraktionen auf die Reise.

Die Drüse hat beim Sex eine produktive und organisatorische Funktion. Sie orchestriert den fein abgestimmten Schlussakkord. Ohne seine Prostata wäre ein Mann zeugungsunfähig. Er könnte ein Kind nur im Reagenzglas zeugen.

Lustzentrum

Männer sind ebenso wie Frauen im Bereich des Anus stark erregbar. Hinzu kommt, dass viele Männer davon berichten, dass sie nicht nur an Penis, Hodensack und Anus stimuliert werden, sondern auch in der Tiefe, in ihrem inneren Lustzentrum, das die Prostata darstellt. Sie kann durch den Damm und Beckenboden oder durch den Enddarm indirekt berührt werden. Bislang ist nur wenig bekannt und gar nicht erforscht, dass die Prostata eine höchst erogene Zone darstellt. Ihr Streicheln mit den Fingern kann manche Männer bis zum Orgasmus reizen. Ein von der Prostata ausgelöster Orgasmus soll anders sein als ein an der Eichel des Penis ausgelöster. Manche Autoren vergleichen die Prostata mit dem G-Punkt der Frauen und den prostatischen Orgasmus mit dem vaginalen Orgasmus.

Die sexuelle Lustempfindlichkeit der Prostata ist seit Langem in der Traditionellen Chinesischen Medizin und im Tantrismus bekannt. In der westlichen Welt wissen eher homosexuelle Männer davon.

Bislang ist nur wenig bekannt und gar nicht erforscht, dass die Prostata eine höchst erogene Zone darstellt.

PORTRÄT EINES ORGANS

Lage und Name

Die Prostata befindet sich direkt unter der Harnblase. Folgt man dem Lauf der Harnröhre von außen nach innen, also durch den Penis zur Blase, dann steht die Prostata der Blase vor. Deshalb wurde sie in der deutschen Sprache auch Vorsteherdrüse genannt. Sie lässt sich durch den Bauch nicht tasten, weil unten das Schambein und oben die Blase im Weg ist. Am besten kann man die Drüse mit dem Finger im Enddarm ertasten. Dann trennt nur die Darmschleimhaut die Fingerspitze von der Prostata.

Bauliche Besonderheit

Man kann sich die Vorsteherdrüse wie eine Kastanie vorstellen. Im normalen Zustand besitzt sie auch ungefähr deren Größe und Gestalt. Die Drüse besitzt allerdings eine auffällige Besonderheit, die eine Kastanie nicht kennt. Sie besteht darin, dass durch die Prostata von oben nach unten gleichsam ein Loch gebohrt ist.

Durch diesen Tunnel im Organ verläuft die Harnröhre, bevor sie die Vorsteherdrüse verlässt und durch den äußeren Schließmuskel in den Penis führt. Und der Schlüssel zum Verständnis der Prostata, ihrer Funktionen und Beschwerden liegt genau in ihrer anatomischen Besonderheit: Sie ist um die obere Harnröhre herumgewachsen und, wie im Folgenden erläutert wird, über zahlreiche kleine Kanäle an sie angeschlossen.

Prostatische Harnröhre

Den Abschnitt der Harnröhre, der wie ein Tunnel durch die Prostata geht, nennt man prostatische Harnröhre. Sie ist trichterförmig erweitert und zweieinhalb Zentimeter lang. An einer Stelle, dem Samenhügel, münden die beiden etwa zwei Zentimeter langen Spritzkanäle ein. Die Spritzkanäle entstehen jeweils aus der Vereinigung eines Samenleiters mit einem Ausführungsgang einer Samenblase.

Der Hintergrund: Die beiden Samenleiter steigen von den Nebenhoden auf, ziehen durch die Leiste, machen eine schöne Kurve und laufen in die Prostata ein. Die beiden Samenblasen, die hinter der Prostata liegen, münden ebenfalls mit ihren Gängen in der Prostata. Dabei vereinigen sich die Ausführungsgänge der Samenblasen mit den Samenleitern zu den beiden Spritzkanälen. Die Spritzkanäle münden auf der Höhe des Samenhügels in die prostatische Harnröhre ein. Die Ausführungsgänge der 30 bis 50 Einzeldrüsen der Prostata (siehe im Folgenden) münden vor und hinter dem Samenhügel in die prostatische Harnröhre.

Drüse und Pumpe

Die Prostata ist eine Sammeldrüse, die aus kleinen, traubenförmigen Einzeldrüsen besteht. Sie produzieren Prostatasekret, das Mineralien, Enzyme, Botenstoffe und zahlreiche Stoffe und Eiweißstoffe enthält. Darunter ist auch das

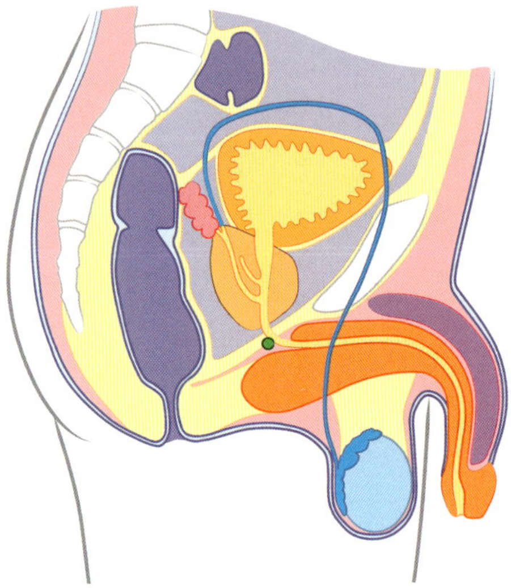

Die Prostata (gelbbraun) befindet sich unter der Harnblase. Der trichterförmige Blasenhals und die prostatische Harn-Samenröhre (gelb) verlaufen durch die Prostata. Hinter der Blase ist eine von zwei Samenblasen (rot) zu sehen. Der Spritzgang (gelb) mündet gemeinsam mit einem Samenleiter (blau), der von einem Hoden aufsteigt, in die Harn-Samenröhre ein. Darüber liegt ein Drüsengang (gelb) der Prostata. Im Beckenboden befinden sich die beiden Cowper-Drüsen (grün).

prostataspezifische Antigen PSA, das zur Überwachung von Prostata-Tumoren gemessen wird. Umhüllt wird die Sammeldrüse von einer derben Kapsel aus Bindegewebe.

Neben Drüsen- und Bindegewebe besitzt die Prostata Muskelgewebe. Der oberste Teil der prostatischen Harnröhre ist von einem kurzen schlauchförmigen Schließmuskel umgeben. Es ist der innere, unwillkürliche Schließmuskel der Harnblase, der sie beim Samenerguss verschließt. Überdies durchziehen Muskeln die Prostata, die die Drüse und die Harnröhre zusammenpressen und regelrecht auswringen. Die Prostata, die beim Samenerguss als Pumpe funktioniert, ist Drüse und Pumpe in Einem.

Lappen und Zonen

Im Unterschied zu Hoden, Nebenhoden und Samenblasen, die als Paar auftreten, ist die Prostata ein einzelnes Organ. Ein deutlich erkennbarer linker und rechter Lappen bezeugen aber, dass auch dieses unpaarige Organ während der Embryonalentwicklung aus paarigen Grundstrukturen hervorgegangen ist. Überdies lassen sich nach Drüsen- und Gewebetypen vier Zonen unterscheiden. Der US-amerikanische Pathologe John McNeal stellte im Jahr 1972 ein Modell über den Bau der Prostata vor, das heute weithin gilt.

- Die vordere Zone ist muskelfaserartig und klein.
- Die Übergangszone befindet sich mitten in der Prostata und umhüllt die Harnröhre zwischen Samenhügel und Blasenhals.
- Die Zentralzone liegt im Bereich um die Spritzkanäle.
- Die periphere Zone besitzt die meisten Drüsen.

Die Altersprostata, das heißt die gutartige Vergrößerung, nimmt meist in der Übergangszone ihren Ausgang, wo sie die Harnröhre einengt und die bekannten Probleme bei der Blasenentleerung verursacht. Dagegen hat Prostatakrebs in zwei von drei Fällen in der peripheren Zone seinen Ursprung, wo er der Harnröhre nicht in die Quere kommt.

Empfindsamkeit

Zwei Nervengefäßbündel ziehen, vom Rückenmark kommend, links und rechts entlang der beiden Lappen der Prostata hinunter zu den Schwellkörpern des Penis.

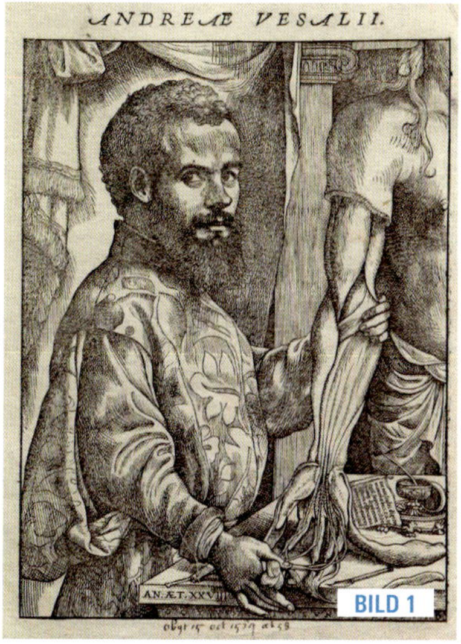

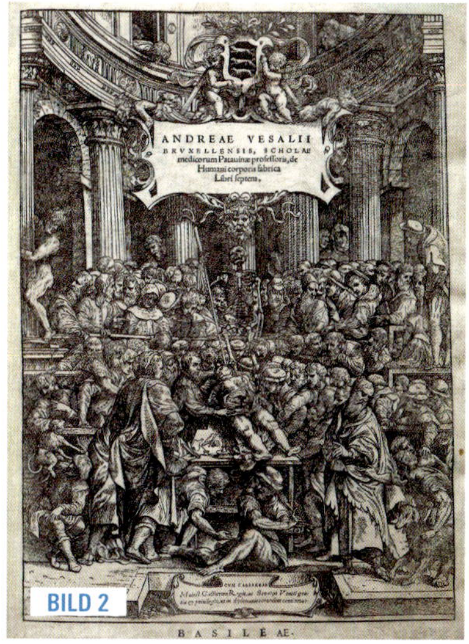

BILD 1 und **BILD 2**: Im 16. Jahrhundert war die Zeit reif für bahnbrechende anatomische Entdeckungen. Andreas Vesalius (1514–1564) gilt als Begründer der neuzeitlichen Anatomie.

Die Erektion und Ejakulation werden durch Nervenimpulse über die beiden Netze gesteuert. Die starke Versorgung mit Nerven und Blutgefäßen zeigt an, dass Prostata und Penis Organe sind, deren Funktionen im besonderen Maße von Nervenaktivität abhängen. Prostata, Harnblase, Harnröhre und Penis antworten empfindlich auf psychische Erregungen. Die starke und feine Versorgung mit Nerven und Blutgefäßen ist Ausdruck einer hochsensiblen Steuerung der Organe. Sie ist wichtig zum Verständnis nervöser Entzündungen der Prostata (siehe Kapitel „Entzündung und Schmerz", Seite 19), einer Reizblase oder einer Erektionsstörung.

ENTDECKUNGEN UND VORSTÖSSE

Schmerzen und Probleme von Männern, Frauen und Kindern beim Wasserlassen sind so alt wie die Menschheit. Hippokrates unterschied bereits schmerzhaftes Wasserlassen, tropfenweises Wasserlassen und Harnverhaltung. Nicht selten waren die Schmerzen und Blasenentleerungsstörungen, unter denen Menschen litten, durch Harnsteine in Blase oder Nieren verursacht. Steinschneider ertasteten sie mit den Fingern und schnitten sie rasch heraus. Es gab den Beruf bereits im alten Ägypten und Mesopotamien, später auch in Europa. Andere Heiler führten, um Abflusshindernisse zu beheben, trockene, hohle Halme, Federkiele oder Bronzeröhren in die Harnröhre ein. Die Instrumente waren die frühesten Harnröhren-Katheter. Abflusshindernisse hatten verschiedene Ursachen: Anomalien, Entzündungen, Verklebungen der Harnröhre, Geschlechtskrankheiten oder altersbedingte Vergrößerungen der Prostata.

Daneben versuchten pflanzenkundige Männer und Frauen, Beschwerden mit

Über Abflusshindernisse der Blase schrieb Alfonso Ferro aus Neapel schon im Jahr 1530.

Heilpflanzen zu lindern. Zur Behandlung von Problemen beim Wasserlassen empfahlen Kräuterbücher im 16. Jahrhundert unter anderem Arnika, Birke, Brennnessel, Kürbis und Schachtelhalm, die teilweise bis heute zur Linderung der Beschwerden angeboten werden (siehe Kapitel „Die Altersprostata", Seite 35).

Körperforscher

Im 16. Jahrhundert war die Zeit reif für bahnbrechende anatomische Entdeckungen. Im Jahr 1530 veröffentlichte Alfonso Ferro aus Neapel eine Abhandlung über Abflusshindernisse der Blase. Zu den Ursachen für den eingeschränkten Urinfluss zählte er unter anderem die Einengungen der Harnröhre durch die Prostata.

Wenige Jahre später, 1536, entdeckte der italienische Anatom Niccolo Massa vermutlich als Erster die altersbedingte gutartige Prostata-Vergrößerung. Andreas Vesalius bildete auf seinen berühmten anatomischen Tafeln von 1538 die Prostata mit ab. In Paris führte der Chirurg Ambroise Paré eine Harnröhrenverengung auf eine gewucherte Prostata zurück.

Der schweizerische Anatom und Botaniker Caspar Bauhin schrieb 1605 über die „ölhafte, fette und schlüpfrige Feuchtigkeit", die für Beischlaf und Befruchtung wichtig sei. Der holländische Arzt Reinier de Graaf berichtete im Jahr 1668 über den Bau der gesunden Prostata. Hundert Jahre später, 1761, beschrieb Giovanni Baptista Morgagni in Padua die krankhafte Vergrößerung der Prostata. Der Chirurg und Anatom John Hunter in London beobachtete, dass eine vergrößerte Prostata die Harnblase verformt und dass die Blasenmuskulatur sich enorm verstärkt.

Operateure

Im 18. Jahrhundert kamen Harnröhren-Katheter groß in Mode. Sie wurden eingesetzt, um einen schmerzhaften Harnverhalt (Harnsperre) zu beheben. Vor allem in Paris machten viele Ärzte Kasse mit der Methode. Eine bunte Auswahl von Kathetern aus den verschiedenen Materialien stand bereit, darunter Instrumente aus Silber und anderen Edelmetallen, Kautschuk und Elfenbein.

Allmählich wurden die blinden Katheterisierungen kontrollierter. Im Jahr 1834 benutzte der Brite George J. Guthrie einen weiterentwickelten Katheter, aus dem er mit einer Feder ein winziges Messer zum Einschneiden des Blasenhalses ausfuhr. Der Pariser Louis Auguste Mercier setzte 1836 einen gebogenen Katheter zum Ausstanzen von Prostatagewebe ein.

Ein neues Kapitel schlug der Italiener Enrico Bottini auf, als er 1874 krankhaftes Gewebe mit seinem elektrischen Prostata-Kauter verglühte. Optische Instrumente zur Inspektion innerer Organe steckten noch in den Kinderschuhen, als im Jahr 1877 der 28-jährige Max Nitze in Dresden die ersten Instrumente zur Harnröhren- und Blasenspiegelung vorstellte. Damit war der Grundstein der Endoskopie in allen Fachrichtungen der Medizin gelegt. Die Operationen an der Vorsteherdrüse im

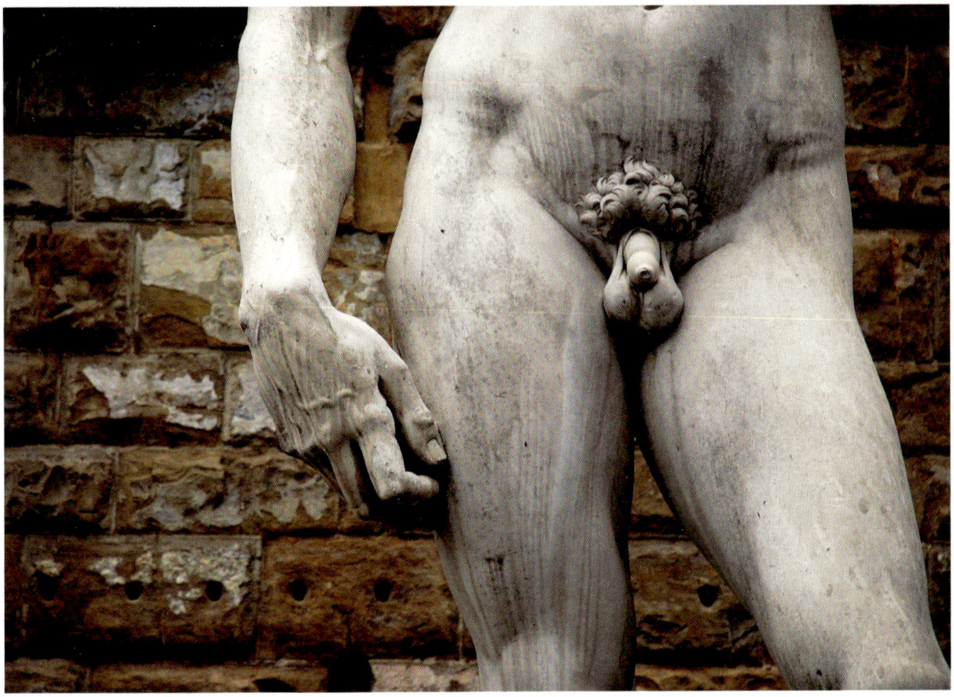

19. Jahrhundert besaßen meist experimentellen Charakter und waren häufig wenig erfolgreich. Im 20. Jahrhundert wurden die Techniken dann erheblich verfeinert. Die Drüse wurde entweder durch den Damm, die Bauchdecke oder aber durch die Harnröhre operiert. Am Johns Hopkins Hospital in Baltimore gelang Hugh Hampton Young im Jahr 1904 die erste operative Entfernung einer krebskranken Prostata.

Im Jahr 1926 führte Max Stern in New York eine feine Schlinge aus Platindraht durch die Harnröhre, ließ Hochfrequenzstrom niedriger Spannung hindurchfließen und hobelte mit ihr eine gutartig vergrößerte Prostata ab.

Sowohl Youngs Operationsmethode zur Entfernung einer Krebs-Prostata als auch Sterns Technik der elektrischen Abtragung einer Altersprostata sind im Prinzip bis heute gleich geblieben.

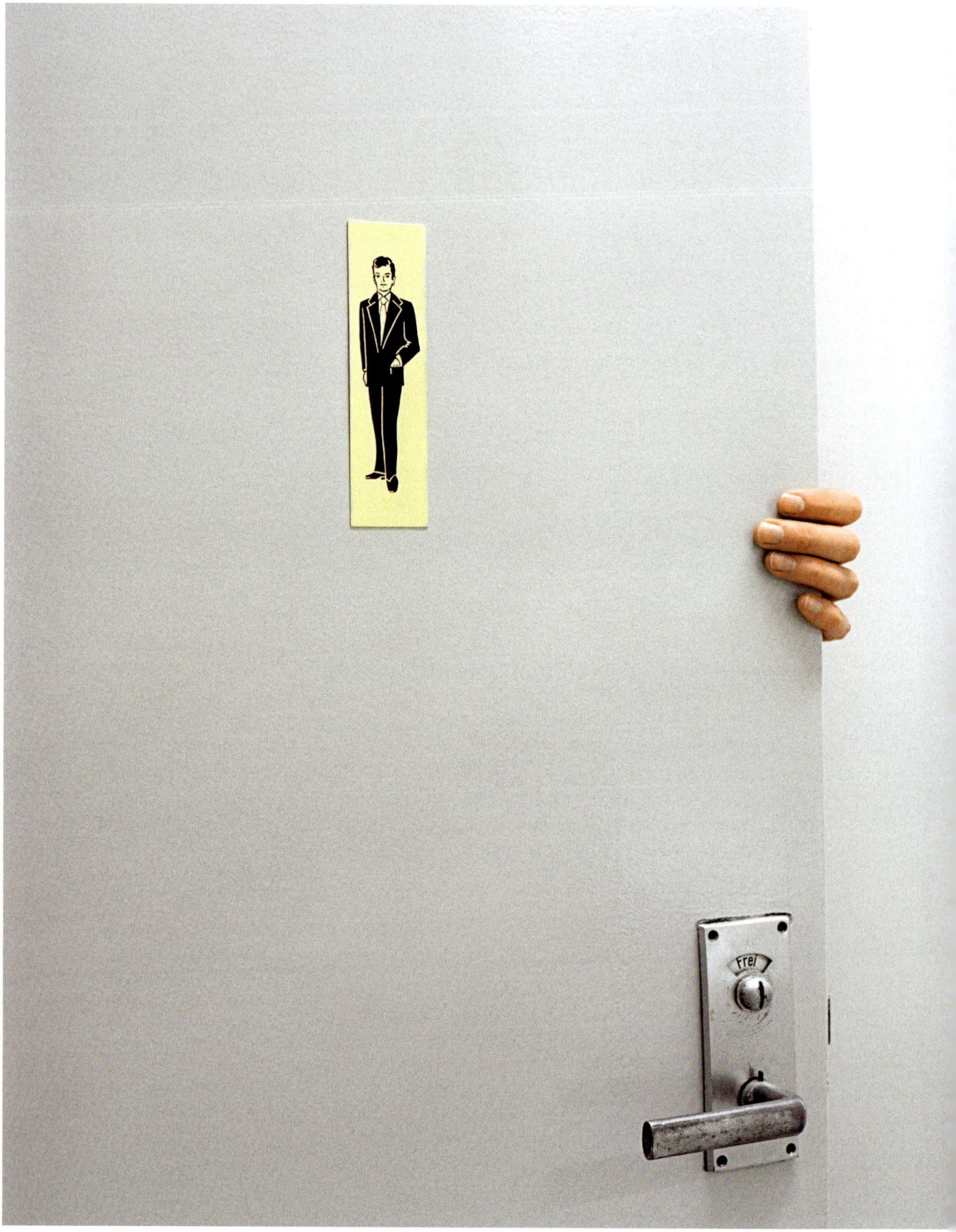
Frei

ENTZÜNDUNG UND SCHMERZ

Wenn Bakterien eine schmerzhafte Entzündung der Prostata hervorrufen, sind Antibiotika angesagt. Andauernde Unterleibsschmerzen hingegen haben oft seelische Ursachen. Hier helfen eine tief gehende Auseinandersetzung mit dem Thema Verkrampfung, Übungen zur Muskelentspannung im Beckenbereich oder Psychotherapie. Schmerzen und Beschwerden lassen sich auch mit chemischen Mitteln mindern, deren Wirkung erwiesen ist.

WENN MÄNNER LAUFEND MÜSSEN

Die mit Blutgefäßen und Nerven reichlich ausgestattete Prostata ist keineswegs ein träges Organ, das seine Zeit verschläft und nur in Momenten sexueller Aktivität aufwacht. Beispielsweise produziert die Drüse laufend Prostatasekret, das sie speichert und bereithält.

Zudem reagiert sie jedes Mal beim Wasserlassen, wenn die muskulöse Blase ihren Inhalt in den trichterförmigen Blasenhals presst. Denn dann steigt der Druck in der prostatischen Harnröhre steil an. Ist die Prostata gesund, gibt die Prostata ein wenig nach. Je besser und geschmeidiger sie mitspielt, umso leichter kann die Blase den Harn entleeren. Je angespannter, härter und größer sie ist, umso stärker muss die Harnblase drücken. Dabei können kleine Harnmengen auch in die Kanäle der Prostata eintreten, die die Drüse reizen. Doch nicht nur dann wird die Prostata gereizt. In der prostatischen Harnröhre befindet sich immer Urin, weil ja der große Schließmuskel die Harnröhre erst unter dem Organ abdichtet. Wenn sich die Harnblase füllt, nimmt nach und nach der Druck auch im prostatischen Teil der Harnröhre zu. Daher ist die Prostata ständig dem Harn und wechselnden Druckverhältnissen ausgesetzt.

Ebenso reizt Stuhlgang das Organ. Die Prostata schwillt an, wenn sie von hinten gequetscht wird, vor allem, wenn man drückt und presst. Harter Stuhlgang ist somit auch für die Prostata eine schwere Belastung. Und vielleicht ist die Drüse an einem weiteren, häufig wiederkehrenden Vorgang beteiligt. Man weiß noch immer

BILD 1 und **BILD 2**: Am liebsten möchte man gar nicht auf Toilette: Brennende Schmerzen, häufiges Wasserlassen kleiner Mengen, Fieber und Schüttelfrost sind Anzeichen einer akuten Prostata-Entzündung.

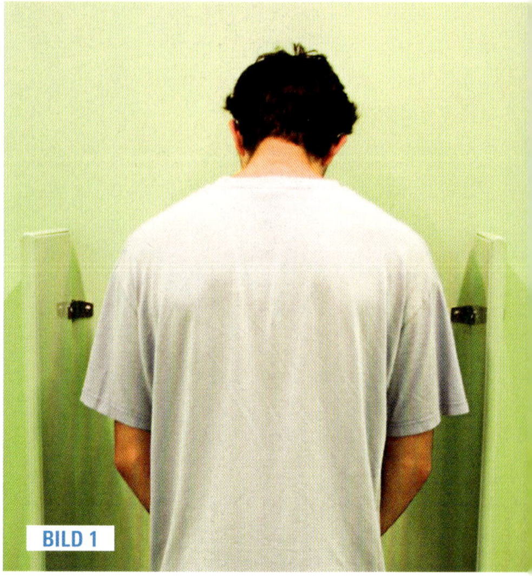

BILD 1

nicht genau, ob und wie die Prostata mitarbeitet, wenn es während des Schlafes zu den regelmäßigen Erektionen kommt. Erektionen im Schlaf werden heute als Proben für den glücklichen Ernstfall gedeutet. Die Übungen sind notwendig. Die Schwellkörper und Muskeln benötigen regelmäßige volle Durchblutungen und Sauerstoffduschen durch Erektionen. Da die Erektion über das dichte Nervennetz der Prostata gesteuert wird, darf man vermuten, dass auch sie selbst an den Trockenübungen teilnimmt. Vermutlich verschließt sie bereits die Blase und geht in Bereitschaft. Unbestritten ist jedenfalls, dass sie gelegentliche Samenergüsse im Schlaf hervorbringt.

Die strapazierte Prostata

Das empfindliche Organ zwischen Blase und Beckenboden ist auch Belastungen ausgesetzt, die sich aus schädlichem Verhalten ergeben. Lang andauernde Unterkühlungen des ganzen Körpers oder des Unterleibes, wie sie beim Sitzen auf kalten Unterlagen auftreten, sind Stress, ja Gift, für das Organ. Beckenboden und Anus sind Kältebrücken, durch die der Körper viel Wärme verliert. Häufige Unterkühlungen führen daher leicht zu Entzündungen der Harnwege, der Blase und/oder der Prostata.

Ebenso ist mangelnde Durchblutung durch ununterbrochenes Sitzen ungesund für die Prostata. Dabei kommt es zu Blutstau in den Venen des Unterleibes und der Prostata, die das Organ auf Dauer reizen. Um für regelmäßige, volle Durchblutungen des eingeklemmten Unterleibes zu sorgen, sind häufiges Aufstehen und Körperübungen unerlässlich.

Nicht zuletzt geht langes Radfahren der Drüse auf die Nerven. Heftige Stöße und Erschütterungen schlagen über den Beckenboden und das Nervengeflecht direkt auf das Organ. Die Schädlichkeit hängt wie stets von der Menge der Belastung ab, das heißt vom Ausmaß der Belastung über die Zeit.

Massagen der Prostata sind vermutlich bis zu einem gewissen Grad unschädlich. In der Vergangenheit wandten Urologen sogar Prostatamassagen zur Behandlung an. Doch über die Maßen schlagen sie in nachteilige Überlastungen um. Sie reizen die Prostata und können sie unter Umständen sogar entzünden oder für eine Entzündung anfällig machen.

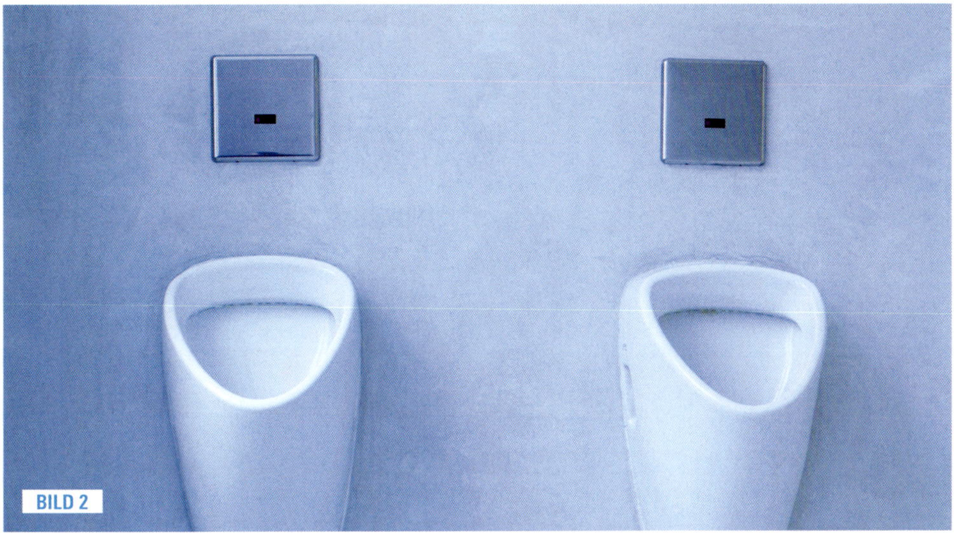

BILD 2

Die belagerte Prostata

Überdies ist die Vorsteherdrüse ständig Keimen und Krankheitserregern ausgesetzt. Das hat mit ihrer Lage und ihrem Bau zu tun. Wie in Kapitel „Ein unbekanntes Organ" beschrieben, ist das Organ vielfach an die Harnröhre angeschlossen. Die beiden Spritzkanäle und die rund 30 Kanäle der Prostata münden in die obere Harnröhre ein.

Wenn man von der prostatischen Harnröhre spricht, so deutet man damit an, dass dieser Abschnitt der Harnröhre ein Teil der Prostata ist. Nun können Bakterien von außen, durch den offenen Ausgang im Penis, in die Harnröhre eindringen und sich in ihr ansiedeln.

Die fast 25 Zentimeter lange Harnröhre der Männer schützt wohl die Blase vor Infektionen, ist zugleich aber ein großes Siedlungsgebiet. Zwar werden Bakterien regelmäßig beim Wasserlassen herausgespült, doch die Chancen sind für sie größer, in der Schleimhaut der Harnröhre Fuß zu fassen. Dann kommt es gelegentlich zu einer Harnröhreninfektion, die aufsteigen und die Prostata (oder selten die Blase) entzünden kann. In den zahlreichen verzweigten Kanälchen der Vorsteherdrüse finden Bakterien geeignete Lebensräume vor. Einen anderen Weg nehmen einige Darmbakterien, die die Prostata ebenfalls befallen können. Sie verlassen den Enddarm durch winzige Risse in der Schleimhaut. Auf den verschlungenen Pfaden des Lymphsystems gelangen sie in die Harnröhre und Prostata.

Bilden sich Steine oder Kalkablagerungen in der Prostata, dann siedeln sich auf deren Oberflächen bevorzugt Bakterienkolonien an, denen nur schwer beizukommen ist. Abwehrzellen im Blut wie weiße Blutkörperchen haben es ebenso schwer wie Antibiotika, dorthin zu gelangen und die sesshaft gewordenen Eindringlinge zu bekämpfen.

Entzündungen der Prostata und chronischer Beckenschmerz

Mit allen diesen Belastungen und Angriffen muss die Prostata fertig werden. Aber es kommt noch etwas Entscheidendes hinzu. Der Unterleib des Mannes, in dem Sexualorgane und Ausscheidungsorgane, Samen-, Drüsengänge und Harnröhre, Muskeln und feine Nervennetze verbunden sind, scheint bestens dafür geeignet, dass sich hier seelischer Stress schmerzhaft niederschlägt (siehe im Folgenden). So haben Männer vor allem mit chronischem Beckenschmerz zu tun und erst an zweiter Stelle mit Prostata-Entzündungen. Die aktuellen ärztlichen Leitlinien gehen davon aus, dass zehn Prozent aller Männer von der einen oder anderen Erkrankung betroffen sind.

Entzündungen der Prostata werden von Bakterien oder seltener von anderen Erregern hervorgerufen. Viele chronische Entzündungen gehen auf unbekannte Ursachen zurück. Die chronische Beckenschmerz-Erkrankung geht nicht mit einer Entzündung der Prostata einher. Auch lassen sich keine organischen Ursachen der Erkrankung finden.

Akute bakterielle Prostata-Entzündung

Eine Entzündung ist eine Abwehrreaktion des Organismus auf schädliche Erreger oder Reize. Die Prostata schwillt an und wird erheblich stärker durchblutet, so dass die Temperatur steigt. Der Körper reagiert mit einer ganzen Kaskade von Schutz- und Abwehrmaßnahmen.

Weiße Blutkörperchen und andere Zellen der Immunabwehr werden chemisch aktiviert, angelockt und zur Vermehrung angeregt. Zahlreiche Enzyme und Eiweißstoffe werden produziert, die die Abwehrvorgänge verstärken. Bei einer akuten Prostata-Entzündung (Prostatitis) besteht die Gefahr, dass Zellen des Organs massenhaft absterben, dass sich ein Eitergeschwür (Abszess) bildet und dass sich die Infektion auf die Harnblase ausbreitet. So weit kommt es aber meist nicht. In der Regel hat der erkrankte Mann so starke Schmerzen, dass er zum Arzt geht. Beim Wasserlassen brennt es wie bei einer Blasenentzündung. Er hat ständig Harndrang und läuft zur Toilette.

Typische Anzeichen einer akuten Entzündung der Prostata sind:

- starke Schmerzen in der Prostata oder im Anal- oder Genitalbereich
- häufiges Wasserlassen kleiner Mengen
- brennende Schmerzen beim Wasserlassen
- erschwertes Wasserlassen bis zum Harnverhalt
- Fieber
- Schüttelfrost.

Um herauszubekommen, welche Erkrankung vorliegt und welche Bakterien sie auslösen, sind Untersuchungen erforderlich. Sie sind unkompliziert und in der Regel nicht mit Schmerzen verbunden. Die einzelnen Untersuchungen sind im Kapitel „Die Untersuchungen der Prostata" (Seite 113) beschrieben.

Ihr behandelnder Urologe geht bei seiner Untersuchung in der Regel folgendermaßen vor:

- Befragung des Patienten
- „Befragung" der Prostata durch Tasten
- „Befragung" des Harns durch Mikroskopieren und Bebrüten
- „Befragung" des Bluts durch Untersuchung der Entzündungsanzeichen

Wenn die Prostata entzündet ist, wird der Arzt bei der Tastuntersuchung feststellen, dass sie geschwollen und sehr schmerzempfindlich ist. Im Urin befinden sich zudem weiße Blutkörperchen. Die Bakterien, die die Entzündung auslösen, weist der Urologe im Mittelstrahlurin nach (siehe Kapitel „Die Untersuchungen der Prostata", Seite 113). In den meisten Fällen handelt es sich dabei um Darmbakterien. Oft lassen sich diese Keime auch im Blut nachweisen (Blutkultur). Auf eine Prostatitis weisen auch erhöhte PSA-Werte hin, die nach der Behandlung wieder auf Normalwerte sinken.

Jede akute Entzündung der Prostata besitzt die Neigung, eine dauerhafte (chronische) Form anzunehmen und nicht mehr vollständig zu verschwinden.

Chronische bakterielle Prostata-Entzündung

An einer chronischen Prostata-Entzündung leiden viel mehr Männer als an einer akuten. Eine chronische bakterielle Entzündung der Prostata entwickelt sich typischerweise nach wiederkehrenden Harnweginfekten.

Anzeichen und Beschwerden sind milder ausgeprägt als bei einer akuten Entzündung:

- Schmerzen in der Prostata oder im Unterleib
- Probleme beim Wasserlassen
- Erektionsstörungen und sexuelle Unlust.

Wenn Männer ihre Beschwerden schildern und die Fragen des Arztes wahrheitsgemäß beantworten, sind ihre Ausführungen oft bereits so typisch, dass ein Verdacht auf eine chronische Entzündung der Prostata aufkommt. Der Arzt stellt eine chronische bakterielle Prostata-Entzündung mit der Zwei- oder der Vier-Gläser-Probe fest (siehe Seite 116). Dabei findet er weiße Blutkörperchen im Sekret der Prostata. Erreger sind meist die gleichen Bakterien, die auch eine akute Prostata-Entzündung oder Harnröhreninfektionen hervorrufen. Forscher haben am Tiermodell gezeigt, dass die Mikroorganismen als ein feiner Biofilm dauerhaft in den feinsten, beerenförmigen Verzweigungen der Einzeldrüsen siedeln.

Chronischer Beckenschmerz

Bei 90 Prozent der betroffenen Männer ist die Prostata nicht entzündet. In anderen Fällen wird eine dauerhafte (chronische) Entzündung der Prostata von nicht bakteriellen Erregern, von organischen Ursachen oder von unbekannten Ursachen hervorgerufen. Für all diese Patienten lautet die Diagnose: chronischer Beckenschmerz.

Die dritte Gruppe der Erkrankungen ist kompliziert. Wer daran leidet, ist meist nur schwierig zu behandeln, weil seine Erkrankung aus einem Zusammenspiel verschiedener Faktoren hervorgeht. Für die Erkrankung sind nicht Bakterien und nur selten andere Erreger verantwortlich. Die Prostata kann entzündet sein, muss aber nicht. Daher unterteilt man die dritte Gruppe der Erkrankungen in eine entzündliche und eine nichtentzündliche Form. Es gibt Gründe dafür, dass man beide in einer Kategorie zusammenfasst.

Chronischer Beckenschmerz kann einen Mann jahrelang quälen. Mögen die Ursachen auch unbekannt sein, fest steht, dass man sich ihm stellen muss, will man ihm beikommen.

Wie zeigen sich die Krankheiten?

Typische Krankheitsanzeichen dieser zusammengesetzten Gruppe – chronische nichtbakterielle Prostatitis und chronischer Beckenschmerz – sind:

- chronische Schmerzen können an Stellen im gesamten Unterleib auftreten, beispielsweise an Prostata, Blase, Harnröhre, Damm, Hoden, Anus oder Penis
- Probleme beim Wasserlassen (nicht immer).

Manchmal kommen Erektionsstörungen hinzu. Und die Beschwerden dauern an. Ärzte sprechen nur dann von einer chronischen Prostatitis oder von chronischem Beckenschmerz, wenn die Beschwerden in den letzten sechs Monaten mehrere Monate lang fortbestanden haben. Die Schmerzen und Beschwerden sind aber für die Betroffenen kaum von denen einer chronischen bakteriellen Prostata-Entzündung zu unterscheiden.

Wenn bei Ihnen der Verdacht auf chronische Prostatitis oder chronischen Beckenschmerz besteht, sollten Sie klären, woran Sie sind. Um die Symptome zuzuordnen, macht der Urologe die Zwei-Gläser- oder Vier-Gläser-Probe (siehe Kapitel „Die Untersuchungen der Prostata", Seite 113). Findet er weiße Blutkörperchen (Leukozyten) im Prostatasekret, dann ist die Prostata entzündet.

Woher kommt die Krankheit?

Jetzt beginnt die Suche nach den Ursachen der Entzündung. Werden Bakterien oder andere Erreger nach intensiver Suche nicht nachgewiesen, muss der Urologe nach organischen Ursachen für die Entzündung fahnden. Nicht selten jedoch bleibt die Entzündungsursache unklar.

Sind Prostata und Harnwege hingegen nicht entzündet, dann handelt es sich um eine chronische Beckenschmerz-Erkrankung, bei der weder eine Entzündung noch eine organische Ursache für die Beschwerden gefunden werden kann.

Ob man unter chronischem Beckenschmerz leidet, lässt sich auch mithilfe eines Fragebogens überprüfen, den die Nationalen Gesundheits-Institute der USA entworfen haben. Der Standard-Fragebogen CPSI fragt nach Schmerzen, nach Problemen beim Wasserlassen und nach der beeinträchtigten Lebensqualität (siehe Seite 26).

Was steckt hinter chronischem Beckenschmerz?

Was führt zu chronischen Beckenschmerzen, wenn die Prostata nicht entzündet ist und eine organische Ursache wie etwa eine Fehlbildung an Prostata, Blasenhals oder Harnröhre nicht vorliegt? Immer mehr Experten vermuten, dass chronischer Beckenschmerz und in vielen Fällen chronische nichtbakterielle Prostatitis nichts mit der Prostata zu tun haben.

Zunächst muss eine Entzündung der Prostata nachgewiesen oder ausgeschlossen werden. Als Nachweis einer Entzündung gilt der Fund von weißen Blutkörperchen (Leukozyten) im Prostatasekret. Doch wer oder was entzündet die Drüse?

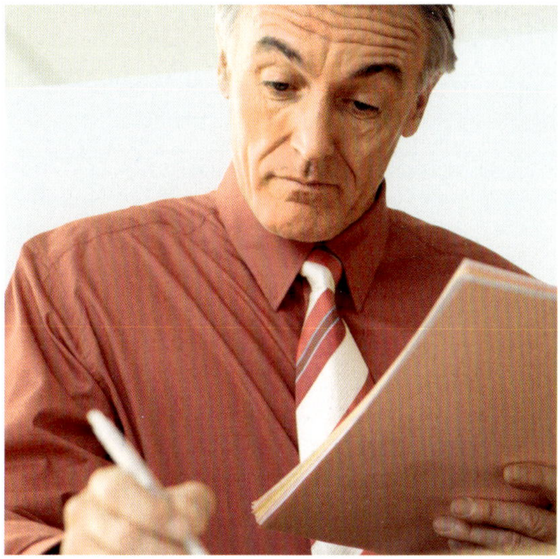

Sind Bakterien nicht nachweisbar, sucht der Urologe nach anderen Erregern einer chronischen Entzündung. Solche Erreger sind in seltenen Fällen zum Beispiel Viren oder Geißeltierchen. Werden sie nachgewiesen, ist der Fall geklärt. In vielen Fällen geht aber eine Entzündung auf andere Ursachen als auf Mikroorganismen zurück, zum Beispiel auf physikalische Reize durch niedrige Temperaturen. Ein anderes Beispiel sind bestimmte Abflussstörungen im Blasenhals. Sie erzeugen Turbulenzen und einen Rückfluss von Urin in die Gänge der Prostata. Auf die Dauer reizt der Harn mit seinen Abbauprodukten die Drüse. Die Folge: Es entsteht eine chemisch bedingte, chronische Entzündung der Prostata. Dahinter steckt eine organische Ursache. Andere organische Ursachen sind eine Blasenmuskel-Schwäche oder überschießende Abwehrreaktionen des Körpers.

Anzeichen und Beschwerden einer chronischen Entzündung lassen sich von denen einer chronischen nicht entzündlichen Beckenschmerz-Erkrankung nicht unterscheiden. Selbst im Falle einer chronischen Prostatitis ist nicht immer klar, ob die Schmerzen und Beschwerden von der Entzündung herrühren. Denn bei einer „asymptomatischen Prostatitis" – das ist nach der aktuellen Klassifikation (siehe unten) die vierte Erkrankung – hat ein Mann zwar eine entzündete Prostata, aber keine Beschwerden. Hinzu kommt, dass die meisten Männer mit handfesten, chronischen Schmerzen und Beschwerden keine entzündete Prostata besitzen.

Aus solchen und anderen Gründen haben die Nationalen Gesundheits-Institute der USA (NHI) in ihrer Klassifikation die chronische nichtbakterielle Entzündung und den nichtentzündlichen Beckenschmerz in einer Gruppe zusammengefasst. Die Gruppe heißt „chronische Prostatitis / chronisches Beckenschmerz-Syndrom". Nach dieser international anerkannten Klassifikation gibt es:

- akute bakterielle Prostatitis
- chronische bakterielle Prostatitis
- chronische nichtbakterielle Prostatitis / chronisches Beckenschmerz-Syndrom und
- asymptomatische Prostatitis.

Über Ursachen und Entstehungsgeschichte der komplizierten Erkrankung existieren bisher nur unbewiesene Erklärungsmodelle. Manche Autoren vermuten, dass die

INFO NIH-CPSI – Fragebogen über Anzeichen und Beschwerden bei chronischer Prostatitis

(deutsche Version des „Chronic Prostatitis Symptom Index" der Nationalen Gesundheitsinstitute der USA)

Schmerzen oder Beschwerden

1. Haben Sie in der letzten Woche in den folgenden Körperbereichen irgendwelche Schmerzen oder Beschwerden verspürt?	Ja	Nein
a. Bereich zwischen Mastdarm und Hoden (Damm)	1	0
b. Hoden	1	0
c. An der Spitze des Penis (nicht in Verbindung mit Wasserlassen)	1	0
d. Unterhalb der Gürtellinie, im Scham- oder Blasenbereich	1	0

2. Haben Sie letzte Woche	Ja	Nein
a. Schmerzen oder ein brennendes Gefühl beim Wasserlassen verspürt	1	0
b. Schmerzen oder Beschwerden während oder nach dem sexuellen Höhepunkt (Ejakulation) verspürt	1	0

3. Wie oft haben Sie in der letzten Woche Schmerzen oder Beschwerden in einem oder mehreren dieser Bereiche verspürt?

0 Nie 1 Selten 2 Manchmal 3 Oft 4 Fast Immer 5 Immer

4. Welche Zahl beschreibt am besten Ihre durchschnittlichen Schmerzen oder Beschwerden an den Tagen, an denen Sie diese während der letzten Woche verspürten?

1 2 3 4 5 6 7 8 9 10

keine Schmerzen … schlimmste vorstellbare Schmerzen

Wasserlassen

5. Wie oft haben Sie in der letzten Woche nach dem Wasserlassen das Gefühl gehabt, dass Ihre Blase nicht vollständig entleert ist?
   - 0 Überhaupt nicht
   - 1 Weniger als einmal von 5
   - 2 Weniger als bei der Hälfte
   - 3 Ungefähr bei der Hälfte
   - 4 Mehr als bei der Hälfte
   - 5 Fast immer

6. Wie oft mussten Sie in der letzten Woche innerhalb von 2 Stunden erneut Wasser lassen?
   - 0 Überhaupt nicht
   - 1 Weniger als einmal von 5
   - 2 Weniger als bei der Hälfte

- 3 Ungefähr bei der Hälfte
- 4 Mehr als bei der Hälfte
- 5 Fast immer

Auswirkungen der Symptome

7. Wie sehr haben Ihre Beschwerden Sie während der letzten Woche von Ihren üblichen Aktivitäten abgehalten?
   - 0 Überhaupt nicht
   - 1 Nur wenig
   - 2 Etwas
   - 3 Viel

8. Wie viel haben Sie während der letzten Woche über Ihre Beschwerden nachgedacht?
   - 0 Überhaupt nicht
   - 1 Nur wenig
   - 2 Etwas
   - 3 Viel

Lebensqualität

9. Wie würden Sie sich fühlen, wenn Sie den Rest Ihres Lebens mit genau den Beschwerden verbringen müssten, die Sie während der letzten Woche verspürt haben?
   - 0 Begeistert
   - 1 Erfreut
   - 2 Überwiegend zufrieden
   - 3 Gemischt (ungefähr gleichmäßig zufrieden und unzufrieden)
   - 4 Überwiegend unzufrieden
   - 5 Unglücklich
   - 6 Schrecklich

Auswertung der Bereiche des NIH-CPSI

Schmerzen:
Gesamtpunktzahl der Nummern 1a, 1b, 1c, 1d, 2a, 2b, 3 und 4: = ____________

Harnsymptome:
Gesamtpunktzahl der Nummern 5 und 6: = ____________

Auswirkungen auf die Lebensqualität:
Gesamtpunktzahl der Nummern 7, 8 und 9: = ____________

Die maximale Gesamtpunktzahl beträgt 43. Sinkt die Gesamtpunktzahl während der Behandlung um mindestens 6 Punkte, zeigt das einen Therapieerfolg an.

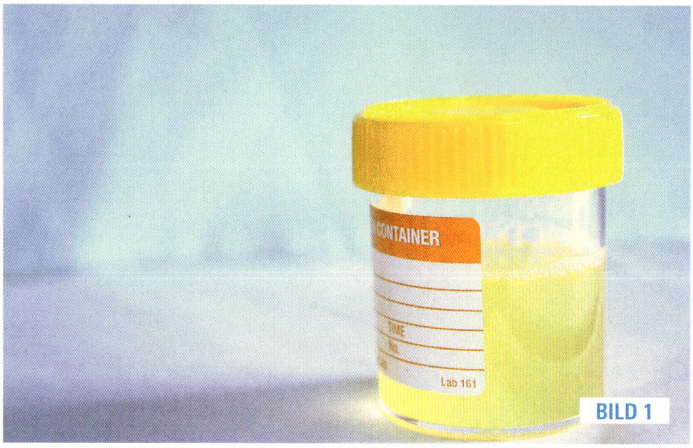

BILD 1

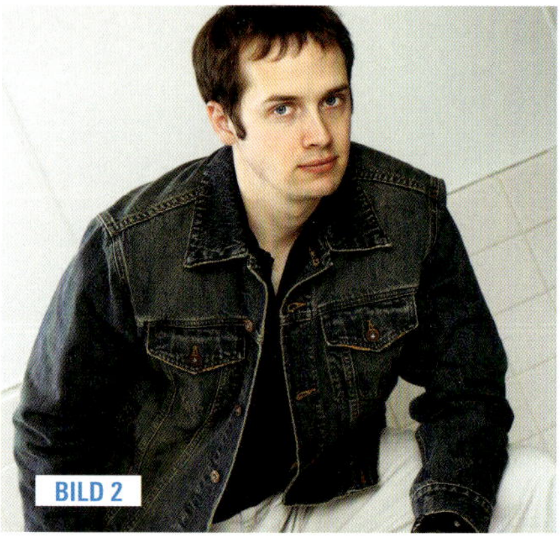

BILD 2

Ursachen für Erkrankungen dieser Kategorie nicht in der Prostata zu suchen seien. In einem Erklärungsmodell spielen Muskelverspannungen im Bereich des Beckenbodens die ausschlaggebende Rolle. Für solche andauernde Muskelverspannungen, die der Mann selbst nicht spürt, werden Fehlfunktionen der Nervennetze und/oder seelische Belastungen verantwortlich gemacht. Andere Erklärungsansätze rücken eine nervlich bedingte Entzündung, eine Immunerkrankung oder eine spezielle Blasenentzündung in den Mittelpunkt.

Leidet man eindeutig unter chronischen Beckenschmerzen und finden die verschiedenen urologischen Untersuchungen dennoch keine organische Ursache, dann fällt der Verdacht auf eine gestörte nervös-psychische Steuerung bestimmter Muskeln und Organe.

Diese Spur sollte der Mann aufnehmen, allein oder mithilfe von psychologischer oder physiotherapeutischer Beratung, um sich mit dem Daueralarm seines Körpers auseinanderzusetzen und um dem schmerzauslösenden Mechanismus beizukommen.

WAS MÄNNER TUN KÖNNEN

Was tun bei einer bakteriellen Entzündung?

Sobald feststeht, dass die Prostata durch eine Infektion mit Bakterien entzündet ist, sind Antibiotika geboten. Diese Mittel, die bakterielle Erreger wirksam abtöten, machen meist schnell beschwerdefrei. Sie beenden die Schädigung der Prostata, sodass sie sich wieder erholen kann.

Sowohl bei einer akuten als auch bei einer chronischen bakteriellen Entzündung werden allgemein Antibiotika aus der Gruppe der Chinolone empfohlen. Chinolone wurden in den 1980er Jahren entwickelt. Sie blockieren Vorgänge bei der Zellteilung der Bakterien und töten sie auf diese Weise ab. Chinolone werden im Handbuch Medikamente der Stiftung Warentest bei Harnweginfektionen besprochen.

Die Stiftung beurteilt sie als „geeignet bei komplizierten Harnweginfektionen nach Prüfung der Erreger auf ihre Resistenz“ sowie als „mit Einschränkung geeignet bei unkomplizierten Harnweginfektionen, weil die Erreger rasch unempfindlich werden, wenn Chinolone ungezielt eingesetzt werden“.

BILD 1 und **BILD 2**: Wer Beschwerden mit der Prostata hat, lässt auch seinen Urin untersuchen.

Bei einer akuten bakteriellen Entzündung der Prostata nimmt man in der Regel vier Wochen lang Chinolone. Danach sollten Beschwerden, Entzündung und Erreger verschwunden sein. Im Falle einer chronischen bakteriellen Entzündung soll man bis zu sechs Monaten Antibiotika nehmen.

Wichtig ist, dass die Antibiotika vorschriftsmäßig eingenommen werden müssen. Das heißt, genügend lange und genügend hoch dosiert, um die Erreger restlos zu beseitigen, auch wenn die Beschwerden schon abgeklungen sind. Eine bakterielle Entzündung muss vollständig auskuriert werden. Andernfalls ist die Gefahr erhöht, dass es zu einem erneuten Aufflackern der Infektion kommt, oder dass eine unterschwellige, chronische Entzündung zurückbleibt. Auch bei einer bereits länger bestehenden bakteriellen Entzündung sollte man Antibiotika nehmen, gleichsam zum Löschen des Schwelbrandes.

Was tun bei chronischem Beckenschmerz?

Nur in seltenen Fällen weiß der geplagte Mann, woher sein chronischer Beckenschmerz kommt. Beispielsweise von einer Anomalie des Blasenhalses oder einer ungenügenden Entspannung des Blasenhalses beim Wasserlassen. In diesen Fällen kann die Ursache womöglich mit Medikamenten oder einem Eingriff behandelt oder beseitigt werden. Wahrscheinlich aber geht es ihm wie der Mehrzahl der Beckenschmerz-Patienten. Er leidet an einer chronischen Erkrankung ohne klar erkennbare organische Ursache. Lässt sich eine organische Ursache nicht dingfest machen, ist auch eine organische, ursächliche Behandlung nicht möglich. Vielmehr verfolgt eine Behandlung dann das Ziel, die Schmerzen und Beschwerden zu lindern, ohne die Ursache dafür abstellen zu können.

Gleichwohl kann ein Mann seinen chronischen Beckenschmerz vielleicht doch an der Wurzel packen. Zumindest kann er Wege dorthin einschlagen, kann gleichsam graben, um an die Wurzel zu gelangen. Liegen der Erkrankung seelische Ursachen zugrunde, kann er sich dem Problem auf zwei Ebenen nähern. Auf der seelischen Ebene kann er mithilfe eines Psychologen nach den persönlichen, psychischen Ursachen forschen und seine Stressbewältigung stärken. Auf der körperlichen Ebene kann er mit speziellen Übungen seelisch bedingte Muskelverspannungen im Beckenboden lösen, die für chronischen Beckenschmerz verantwortlich sein können.

Wenn unbemerkter Stress in Schmerz umschlägt

Oft erwischt der Beckenschmerz sensible Männer im Alter zwischen 20 und 40 Jahren. Sie sind eher ängstlich und beobachten sich selbst sehr aufmerksam und gewissenhaft. Sie schildern ihre Beschwerden und Empfindungen ausführlich. Der Anfangsverdacht des Urologen

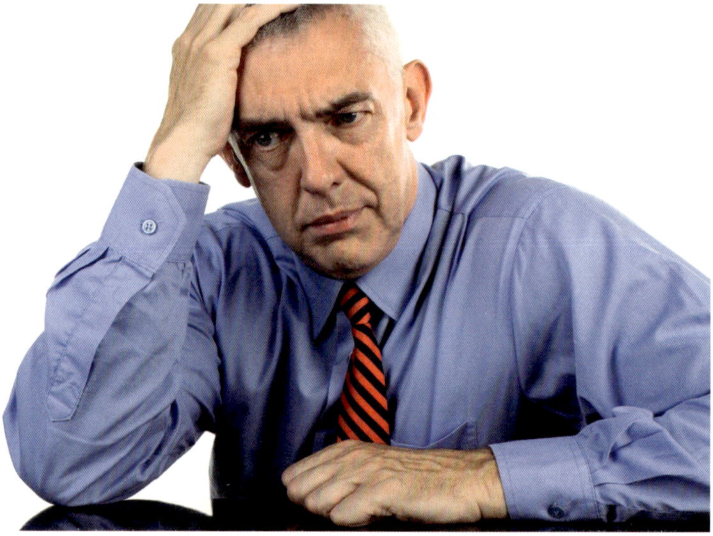

fällt auf chronische Prostatitis oder chronischen Beckenschmerz.

Der Urologe tastet die Prostata als unauffällig. Manchmal ist sie schmerzempfindlich, manchmal nicht. Weder im Urin noch im Prostatasekret sind weiße Blutkörperchen zu finden. Im Blut sind die Proteine der Immunabwehr normal, die bei einer bakteriellen Entzündung der Prostata oder der Harnwege erhöht wären. Schließen die Laboranalysen eine Infektion mit Krankheitserregern aus, gilt die Suche organischen Ursachen wie Anomalien der Harnröhre oder Harnabfluss-Störungen. Sind Harnblase, Prostata und Harnröhre normal, dann handelt es sich um eine Erkrankung nervlich-seelischen Ursprungs.

Der Körper reagiert mit Schmerzen und Beschwerden, die denen einer chronischen Entzündung der Prostata ähneln. Worauf reagiert er so heftig?

Wahrscheinlich verhält es sich so: Das unbewusste Selbst ruft um Hilfe. Die Schmerzen und Beschwerden sind Winke mit dem Zaunpfahl, dass etwas im Leben nicht stimmt und abgestellt werden muss. Das Selbst leidet unter Belastungen oder Verletzungen, die sich meist aus den Beziehungen mit anderen Menschen ergeben. Die Botschaft ist unmissverständlich an das bewusste Ich gerichtet. Wahrscheinlich sind jetzt auch die Stresshormone im Blut erhöht.

Zu dieser Deutung passt, dass Männer mit chronischen Beckenschmerzen häufig unter Depressionen oder psychosozialem Stress leiden.

Die Aufgabe und Chance für den betroffenen Mann liegt darin, dass er mit dem Herzen fühlt und mit dem Verstand begreift, dass die Schmerzen und Beschwerden Ausdruck einer gleichsam seelischen Entzündung sind. Was immer die Botschaft sein mag, fest steht, dass es in Leib und Seele schwelt oder brennt. Irgendetwas muss sich ändern, und sei es bloß, dass man mehr schläft und mehr Ruhe findet. Kann man akzeptieren, dass sowohl die Störung als auch die Aufgabe, die sich stellt, aus einem selbst, aus dem unterbewussten Selbst kommen, dann kann man die Herausforderung auch beantworten.

Der Betroffene sollte akzeptieren, dass der chronische Beckenschmerz nicht ein Gegner ist, der außerhalb von einem selbst steht und bekämpft oder vernichtet

Bleiben die Ursachen der Beschwerden im Dunkeln, helfen immer noch Alpha-Blocker und Entzündungshemmer, sie einzudämmen.

werden müsste. Vielmehr ist er ein Teil von einem selbst. Er ist ein Produkt der eigenen Psyche ebenso wie Angst oder Freude.

Immer wieder berichten Männer, die unter chronischem Beckenschmerz leiden, von Problemen in ihrer Paarbeziehung oder von Ängsten davor, dass sie ihrer männlichen Rolle nicht entsprächen. Es gibt keine wissenschaftlichen Studien, die dieser These allgemeine Gültigkeit zusprächen. Doch die Vermutung steht im Raum, dass chronischer Beckenschmerz in gleicher Weise wie seelisch bedingte Erektionsstörungen Ursachen haben kann, die in der Beziehung mit der Partnerin oder dem Partner liegen.

Kann man die seelischen Auslöser nicht finden, geht man der Sache besser mit professioneller Hilfe auf den Grund. Hier kommt ein Psychotherapeut infrage, der einen dabei unterstützt, zu spüren und zu erkennen, woran man krampfhaft festhält und was man zum eigenen Nachteil nicht loslassen will. Vielleicht bietet der Urologe von sich aus eine Überweisung an einen Psychotherapeuten an. Wenn nicht, kann man ihn darauf ansprechen.

Liebevolle, achtsame Zuwendung zu sich selbst hilft bei seelischem Stress. Normalerweise erlernt man sie als Kind, wenn man Zuwendung durch andere erfährt. Als Erwachsener soll man sich sich selbst liebevoll zuwenden und versorgen. Daher helfen bei den Beschwerden auch selbst angerichtete Sitz- und Wärmebäder und Sich-selbst-Gutes-tun.

Krampf ums Dasein

Ein Buch über chronischen Beckenschmerz ist nicht gerade ein Pferd, auf das man beim Rennen um Auflage setzen würde. Doch der Titel „A Headache in the Pelvis" (Ein Kopfschmerz im Becken) erlangte in den Vereinigten Staaten und in einigen anderen Ländern seit dem Jahr 2003 große Popularität. Im Jahr 2010 erschien bereits die sechste Auflage. Sicher hat es auch mit der Entstehungsgeschichte zu tun. Die Autoren des Buches David Wise und Rodney Anderson lernten sich kennen, als der chronische Schmerzpatient Wise Hilfe bei dem Urologen Anderson der Universität von Kalifornien in Stanford suchte. David Wise, von Beruf Psychologe, vertiefte sich in das Wissen über die chronische Schmerzerkrankung, nicht zuletzt, um sich selbst zu helfen. In Zusammenarbeit mit Rodney Anderson entwickelte er eine Theorie und Therapie des Beckenschmerz-Syndroms.

Wise und Anderson vertreten die Ansicht, dass die chronischen Unterleibsschmerzen von einem dauerhaft verkrampften Beckenboden herrühren. Männer wie Frauen besäßen die Neigung, auf Stressbelastungen unbewusst mit der Anspannung bestimmter Muskelgruppen zu antworten. Ähnlich wie Verspannungen im Nacken und Schulterbereich zu chronischen oder immer wiederkehrenden Kopfschmerzen führen, lösten dauerhafte Verspannungen im Beckenboden chronische Unterleibsschmerzen aus. Ein Teufelskreis aus Anspannung, Angst, Schmerz und

BILD 1 und **BILD 2**: Akupunktur kann eventuell gegen Schmerzen helfen. Im Versuch mit Patienten, die unter chronischer Prostata-Entzündung oder chronischem Beckenschmerz litten, half fachgerechte Akupunktur mehr als eine Scheinbehandlung.

überwachsamer Schutzhaltung führe zu einem Dauer-Krampf im Beckenboden, der immer wieder an neuralgischen Punkten Schmerzen aufflackern lasse.

Die Behandlung nach Wise und Anderson zielt darauf, den Zyklus, der die dauerhafte Muskelanspannung aufrechterhält, zu durchbrechen. Angst sei der Treibstoff für diesen Teufelskreis, sagt David Wise. Helfen sollen Übungen nach zwei Methoden. Die eine nennen die Autoren paradoxe Entspannung. Dabei lenkt man seine Aufmerksamkeit auf solche Muskelspannungen, die leicht gelöst werden können. Gleichzeitig akzeptiert man die unlösbare Spannung im Beckenboden sowie die Schmerzen und die Angst vor Schmerzen, die die Spannung noch verstärken. Man lernt, was paradox anmutet, die unlösbare Spannung, den Schmerz und die Angst davor anzunehmen. Hierdurch sollen der Schmerz und die Angst ihre Macht über die Muskulatur verlieren. Nach und nach soll sich die unbewusste Übererregung abschwächen, die den Beckenboden hart macht.

Die zweite Technik ist rein körperlich. Der Patient oder Therapeut lokalisiert innerhalb und außerhalb des Beckenbodens Auslösepunkte, die bei Druck hier und anderswo Schmerzen hervorrufen, zum Beispiel an Blase, Prostata, Harnröhre, Damm, Hoden, Anus oder Penis. Nach einem Programm macht man verschiedene Körperübungen. Beispielsweise übt man 60–90 Sekunden Druck auf einen Auslösepunkt aus, spannt und entspannt den Muskel, massiert das Gewebe. Die Wise-Anderson-Methode ist sicher kein Patentrezept zur Behandlung des chronischen Beckenschmerzes. Sie ist nur eine unter vielen Behandlungstechniken und eine unter zahlreichen Muskelentspannungs-Techniken. Eine ältere Methode ist die progressive Muskelentspannung nach Edmund Jacobson. Auch autogenes Training, Biofeedback oder Osteopathie sind in der Lage, Muskeln zu entspannen und Schmerzen zu lindern. Nach einer wissenschaftlichen Untersuchung, die im Jahr 2009 veröffentlicht wurde, gelingt es auch mit einer osteopathischen Behandlung, die Schmerzen und Beschwerden deutlich zu senken im Vergleich mit einer Scheinbehandlung.

Behandlung der Beschwerden

Während die Arbeit an den nervös-psychischen Ursachen einer chronischen Beckenschmerz-Erkrankung langwierig und nicht immer von Erfolg gekrönt ist, gibt es schneller wirksame Mittel, um wenigstens die Schmerzen und Beschwerden zu vermindern.

- Alpha-Blocker entspannen wirksam Harnblase, Blasenhals und Prostata. Sie weiten einen verengten Blasenhals. Dadurch verbessern sie den Harnfluss. Studien haben belegt, dass sie bei chronischer Prostatitis oder chronischem Beckenschmerz die Beschwerden vermindern. Alpha-Blocker werden vor allem zur Linderung von Beschwerden bei einer gutartig vergrößerten Prostata angewendet (siehe

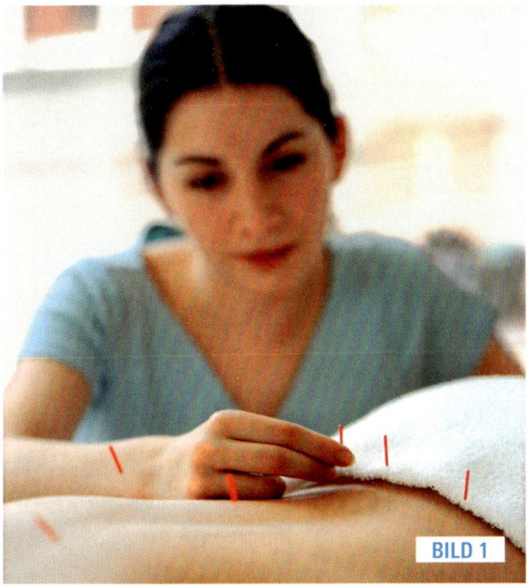

BILD 1

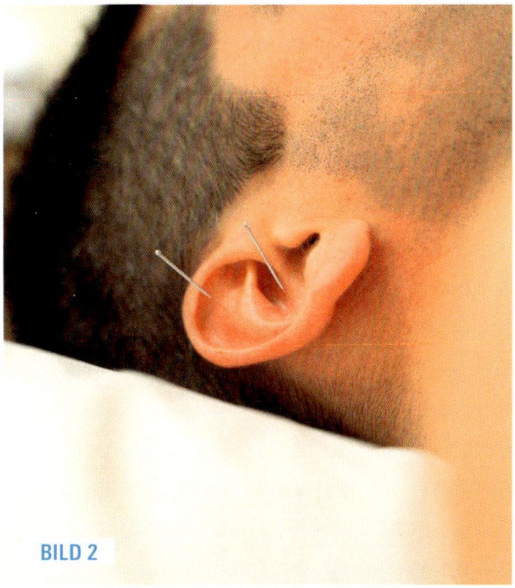

BILD 2

Kapitel „Die Altersprostata", Seite 35). In diesem Zusammenhang beurteilt die Stiftung Warentest sie als „geeignet".

- Entzündungshemmende Mittel wirken bei chronischer Prostatitis abschwellend und unterstützen die Heilung. Bevorzugt werden Entzündungshemmer genommen, die auch bei Rheuma-Erkrankungen angewandt werden (nichtsteroidale Antirheumatika, NSAR). Sie sind jedoch nicht als Dauergabe geeignet.
- Andere Schmerzmittel.

Sie können aber auch Quercetin, einen Pflanzengerbstoff, oder Akupunktur gegen Beckenschmerzen ausprobieren. Zudem können Sie sich mit Maßnahmen und Verhaltensänderungen helfen und Beschwerden vorbeugen. Generell tut Wärme gut. Wärmebäder oder warme Sitzbäder mit Kamille, Saunagänge und Wärmflasche lindern die Beschwerden. Kalte Sitzunterlagen und kalte Füße sind zu vermeiden. Eine gute Durchblutung hilft einer gereizten Prostata. Dagegen können andauernder Blutstau im Venengeflecht der Prostata die Nerven reizen und Schmerzen hervorrufen. Deshalb sollte langes Sitzen regelmäßig von kurzen Körperübungen unterbrochen werden. Im Verdacht steht, dass langes und häufiges Radfahren die Prostata reizt, was eine Entzündung (mit)auslösen könnte. Studien gibt es leider noch nicht darüber.

Vorbeugend sollten Sie beim Radfahren beachten: Der Sattel muss waagerecht eingestellt sein oder sogar ein wenig nach vorn abfallen, keinesfalls ansteigen. Ein Sattel mit Teleskop-Federung ist prostatafreundlicher als ein harter und schmaler Rennsattel.

Die Prostata ist eine Drüse und als solche bildet sie ein Sekret. Sekrete wollen hin und wieder entleert werden. Sex oder Masturbieren ist daher „gesund". Beides verhindert Sekretstaus in Nebenhoden, Samenleitern, Samenblasen und Drüsengängen der Prostata. Andauernde Sekretstaus aber werden verdächtigt, Entzündungen und die Bildung von Steinen zu begünstigen oder andere nachteilige Wirkungen zu besitzen.

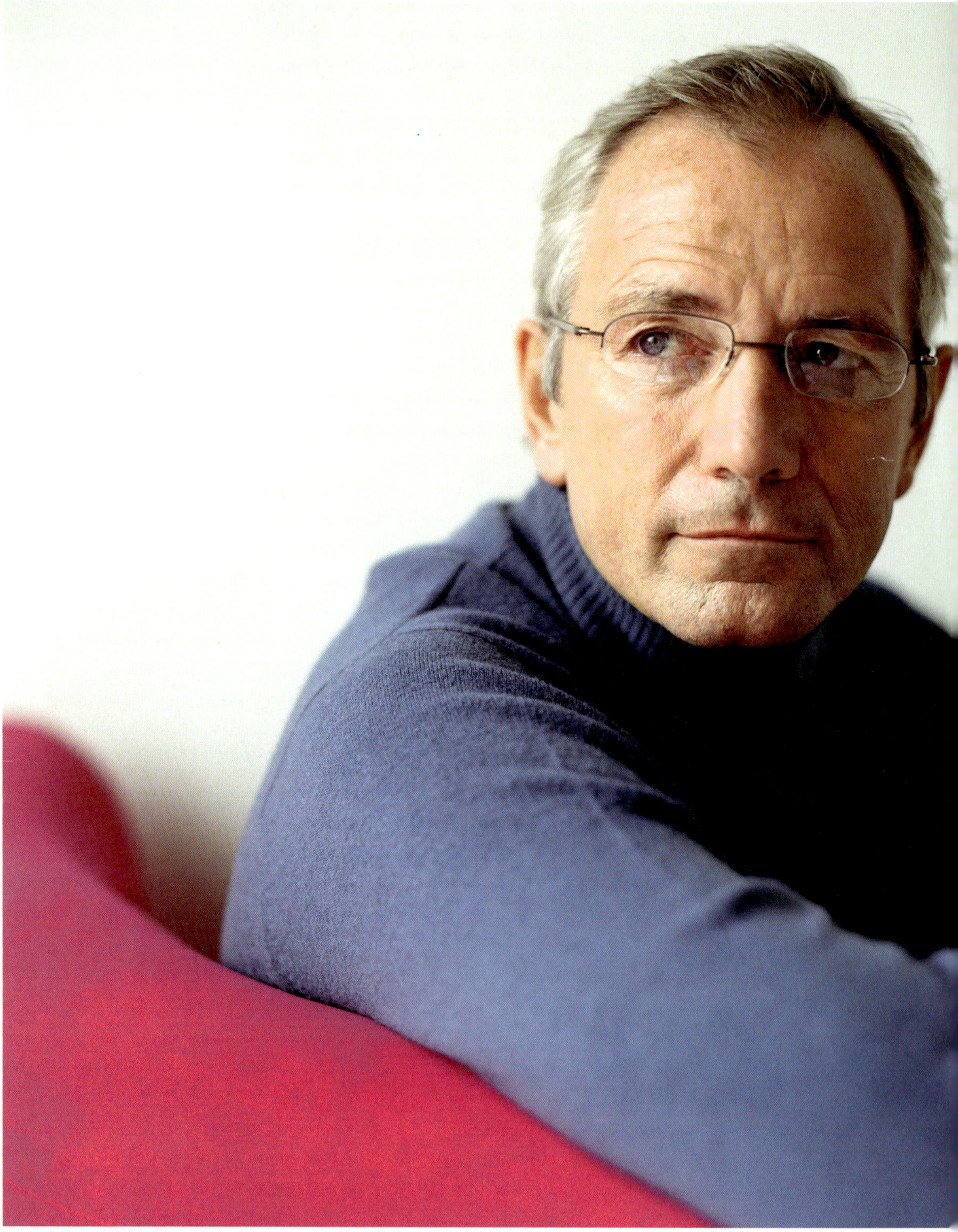

DIE ALTERS-PROSTATA

Die Prostata wächst nicht mit ihren Aufgaben, sondern mit dem Alter. Sie verengt die Harnröhre und den Blasenhals jedes zweiten Mannes. Die Folge sind Probleme mit dem Wasserlassen, die auf verschiedenen Wegen gelöst werden können. Alpha-Blocker helfen, indem sie den Blasenhals weiten, Prostata und Blase entspannen. Finasterid lässt eine gewucherte Prostata wieder etwas schrumpfen. Praktisch immer hilft die operative Abhobelung der Drüse.

WENN MÄNNER MÜSSEN UND NICHT KÖNNEN

Einige fürchten eine schwere Krankheit. Andere kränkt es in ihrer Männlichkeit. Die meisten nehmen es schweigend hin. Ihr Harnstrahl ist schwach geworden. Manchmal tropft es nur noch. Manchmal muss man und kann nicht. Doch es drängt andauernd, auch nachts. Man hat das Gefühl, dass nicht alles herauskommt. Die seltsamen Störungen dauern schon lange an und gehen nicht weg.

Derartige Anzeichen, die sich im Laufe der Jahre verstärken, enthalten drei Nachrichten, zwei gute und eine schlechte.

- Die erste gute Nachricht lautet: Wahrscheinlich ist es kein Krebs.
- Die zweite gute: Die Störungen kündigen keine Impotenz an.
- Die schlechte Nachricht besagt: Es ist ein Engpass am Blasenausgang oder in der oberen Harnröhre entstanden. Um ihn zu überwinden, muss die Blase jedes Mal beim Wasserlassen Schwerstarbeit leisten. Die Nachricht ist ein Hilferuf der Harnblase.

Über den Hilferuf hören manche hinweg. Kann die Blase sich nicht mehr vollständig entleeren, bleibt ständig Restharn in ihr zurück. Auch damit kann Mann leben, jahrelang. Doch die Menge des Restharns steigt, die Beschwerden nehmen zu, und die Blase leidet.

Man läuft und läuft und kann gar nicht richtig. Man hat dauernd das Gefühl, dass die Blase halbvoll bleibt. Bald ist eine Überlauf-Blase entstanden. Sie schwappt über wie ein randvoller Eimer. Eines Tages geht nichts mehr. Kein Tropfen. Dann bläht sich die Blase äußerst

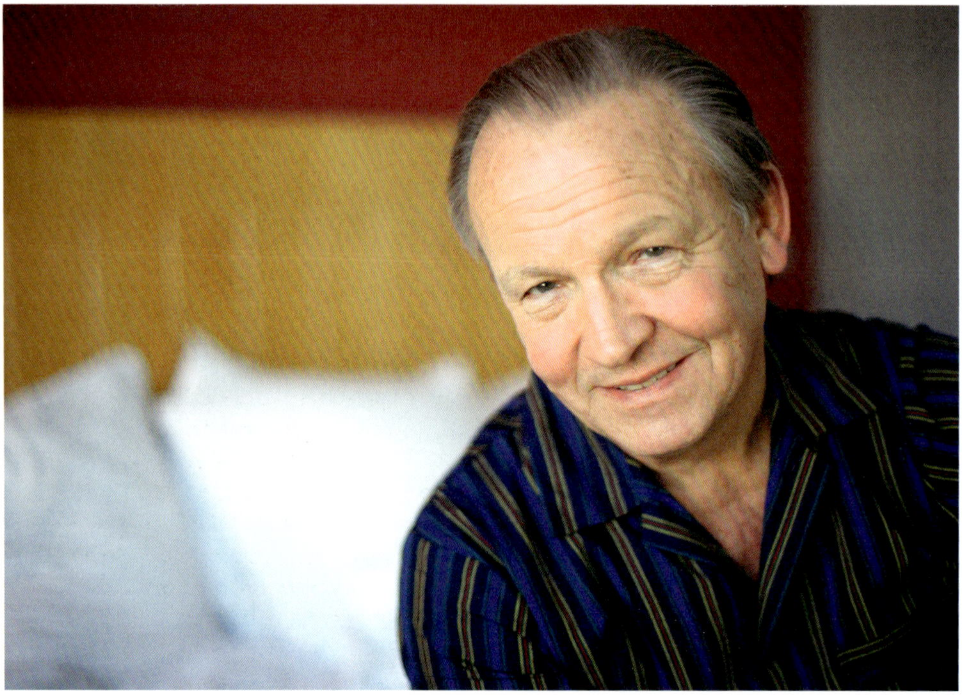

schmerzhaft, und der Urin staut sich bis in die Nieren zurück. Das ist ein Fall für den Notarzt. Er legt einen Katheter und sorgt für einen Abfluss.

Achillesferse des Mannes

So weit kommt es zum Glück nur selten. Denn die Beschwerden mit dem Wasserlassen werden in einem Maße lästig und beunruhigend, dass man sie irgendwann dem Arzt vorträgt. Die Ursache von Störungen rund um das Wasserlassen im Alter ist typischerweise eine gutartige Vergrößerung der Prostata. Sie hat nichts mit Prostatakrebs zu tun. In der Medizin heißt die Erkrankung Benignes Prostata-Syndrom, kurz BPS.

Vielfach beginnt die Vorsteherdrüse bereits in den mittleren Jahren rasant zu wachsen. Bei nicht wenigen Mittvierzigern kann der Urologe eine Vergrößerung ertasten oder im Ultraschallbild sehen. Lange Zeit macht es nichts, wenn die Drüse nach hinten oder zur Seite wächst. Meist kommt es erst im Alter zu Beschwerden, wenn sie nach innen zur Blase oder Harnröhre wächst.

Sie kann wuchern wie ein Blumenkohl und ein Mehrfaches ihres Ausgangsvolumens und -gewichts erreichen. In der Umgebung richtet sie kaum Schäden an. Doch im Inneren der Prostata gibt es eine verletzbare Zone, da, wo Drüsengewebe auf die Harnröhre stößt. Diese prostatische Harnröhre ist eine Achillesferse des Mannes.

Die Entstehung

Die Vergrößerung der Prostata hat eine biologische Entstehungsgeschichte. In der inneren Übergangszone der Drüse bilden sich feine Knötchen. Diese feingewebliche Veränderung weisen praktisch alle älteren Männer auf, sogar diejenigen, deren Drüse nicht vergrößert ist. Irgendwann sprießen aus den Knötchen wie aus Knospen Drüsenzellen und Einzeldrüsen. Sie können den Blasenhals oder die Harnröhre

Die Prostata wächst mit dem Alter. Probleme mit dem Wasserlassen entstehen, wenn die Drüse im Innern gegen Blasenhals und Harnröhre wächst.

verengen oder verdrängen. Ob eine wachsende Prostata Beschwerden verursacht, hängt davon ab, wie sie sich plastisch verändert. Geschwülste, die die Harnblase eindrücken, verursachen fast immer Entleerungsstörungen, während solche, die sich weiter entfernt von der Blase aus-breiten, oft keine Probleme machen. Der Zusammenhang ist kompliziert. So kann man von der Größe der Drüse nicht auf den Grad einer Abflussbehinderung schließen.

Mehr als 70 Prozent der über 70-jährigen Männer besitzen eine vergrößerte Vorsteherdrüse. Je älter ein Mann ist, umso wahrscheinlicher ist es, dass er eine vergrößerte Prostata besitzt. Man könnte sie bei einem älteren Mann als normal ansehen, würde es sich nicht um eine krankhafte Veränderung handeln. Nicht alle, aber die meisten Träger entwickeln Beschwerden. Nach Angaben des Robert-Koch-Institutes in Berlin sind 50 Prozent der über 60-jährigen Männer und 90 Prozent der über 80-Jährigen betroffen. Die ärztlichen Leitlinien geben an, dass 40 Prozent aller Männer über 50 Jahren behandlungsbedürftige Anzeichen aufweisen. Jeder zweite Mann in Deutschland entwickelt im Laufe seines Lebens Beschwerden durch eine Altersprostata.

Alle Beschwerden, mit denen er es zu tun bekommt, sind Störungen des Wasserlassens, das doch immer kinderleicht und lustvoll war. Wer hätte gedacht, wie hochsensibel es ist und wie anfällig gegenüber Störungen.

Wie funktioniert eigentlich Wasserlassen?

Mit technischen Vergleichen sollte man beim lebendigen Leib vorsichtig umgehen. Doch das Wasserlassen kann man zu einem guten Teil mit Physik begreifen. Unmittelbar vor dem Wasserlassen entspannt man den großen, willkürlichen Schließmuskel im Beckenboden. Ebenso muss der kleine, unwillkürliche Schließmuskel, der sich in der Prostata befindet, entspannt sein. Er zieht sich normalerweise nur im Augenblick der Ejakulation zusammen und versperrt der Samenflüssigkeit den Weg in die Blase. Er kann aber auch infolge von Stress dauerhaft etwas angespannt sein. Dann ist die Bahn frei. Allein die Schwerkraft des Urins würde jedoch nicht ausreichen, um ihn vollständig herausfließen zu lassen. Die Blase muss Muskelarbeit leisten, sich zusammenziehen und sich selbst auspressen. Sie erledigt ihren Job automatisch, sobald der große Schließmuskel entspannt.

Entspannung einüben

Und der entspannt, wann und wo wir wollen und dazu bereit sind. Das war nicht immer so. Wir haben als Kind erst langsam die Kontrolle über den Schließmuskel erworben. Zuvor entspannte der Schließmuskel selbsttätig, wenn die Blase gefüllt war. Wir haben gelernt, das Wasserlassen hinauszuzögern und es zu „machen", wann wir es wollen. Das stimmt nicht ganz, denn eine absolute Kontrolle über den Schließmuskel besitzen wir

BILD 1 und **BILD 2**: Regelmäßig nachts zur Toilette müssen, häufiges Wasserlassen kleiner Mengen, zwingender Harndrang und ein schwacher Harnstrahl zeigen eine frühe Altersprostata an.

nicht. Wie sensibel und emotional Wasserlassen ist, wird klar, wenn wir in seltenen Fällen den Schließmuskel nicht entspannen können, zum Beispiel wenn wir glauben, dass uns jemand zusieht.

Auch am Harndrang sind physische und psychische Vorgänge beteiligt. Sensoren in Muskelfasern der Blasenwand messen deren Spannung. Zugleich messen sie damit – indirekt – die Füllung der Harnblase, weil sich die Fasern mehr und mehr spannen, wenn sich die Blase füllt. Erst wenn die Muskelfasern angespannt sind, was normalerweise nur bei einer gefüllten Blase vorkommt, senden die Sensoren Signale an das Gehirn, die das Gefühl des Harndrangs auslösen. Ganz anders ist das bei einer krankhaft veränderten Harnblase, wie wir gleich sehen werden. Wie sehr die Psyche Harndrang auszulösen vermag, weiß jeder, der schon einmal in einer Stresssituation dringend musste, obwohl die Blase eigentlich nicht gefüllt war. Der Zusammenhang zwischen Angst und Sich-in-die-Hose-machen ist sprichwörtlich.

Biologische Störung

Sind Harnröhre oder Blasenhals verengt, dann stehen sie einer normalen Blasenentleerung buchstäblich im Wege. Die Verengung ist mehr als nur ein physikalisches Hindernis. Im lebenden Organismus wirkt er sich als eine biologische Störung aus. Auf das Abflusshindernis, das sich mit der Zeit als ein neuer Systemzustand etabliert, antwortet der Leib mit Veränderungen der betroffenen Organe. Denn ebenso wie Zellen oder Zellverbände miteinander kommunizieren und abgestimmt zusammenarbeiten, stehen Organe miteinander in Wechselbeziehungen – man spricht von einem Organsystem.

Jede Störung eines Organs führt zu Anpassungen eines oder mehrerer verbundener Organe. So übt ein behinderter Abfluss einen starken Anpassungsdruck auf die Harnblase aus. Die Harnblase antwortet auf das Abflusshindernis mit baulichen und funktionalen Anpassungen. Sie versucht es auszugleichen. Die anpassungsfähige Blase hilft dem Mann jahrelang über die Runden. Leider stößt sie dabei an die Grenzen ihrer Kapazität – und überschreitet sie. Jetzt hält sie nicht mehr Schritt mit den an sie gestellten Anforderungen. Die Blasenentleerung verschlechtert sich zusehends. Irgendwann geht nichts mehr. Die Blasenfunktion bricht zusammen. Das wirkt sich auf die vorgeschalteten Harnleiter und die Nieren aus, die zum System des Harntrakts gehören.

Wie konnte es dazu kommen?

Umbau der Blase

Ein andauerndes Abflusshindernis in der Harnröhre führt mit der Zeit zu drastischen Veränderungen der Blase und der Blasenfunktion. Die Blase baut sich in einer Weise um, die es lange Zeit erlaubt, den unaufhörlich produzierten Urin trotz eines schlechten Abflusses zu entleeren. Wird der Blasenhals eingeengt oder die obere Harnröhre verlagert, lernt die Blase,

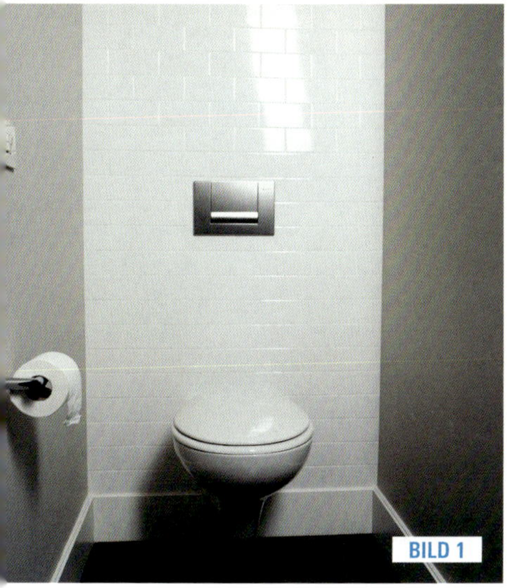

BILD 1

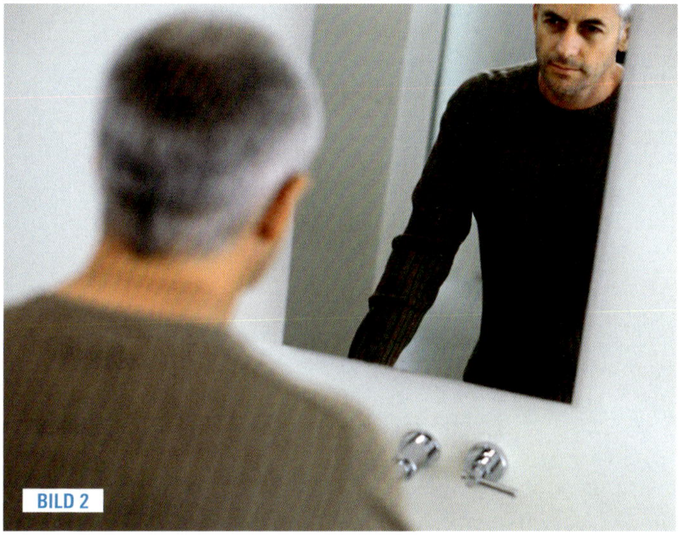

BILD 2

sich an die veränderten Bedingungen anzupassen. Die Muskulatur der Blasenwand zieht sich stärker als normal zusammen, um den Abflusswiderstand zu überwinden. Bei jedem Wasserlassen ist eine Anstrengung vonnöten.

Wenn Muskeln lange Zeit regelmäßig stark arbeiten, legen sie an Muskelmasse zu. Es entsteht eine dicke Muskelschicht, die man im Ultraschallbild sehen kann. Leider schlägt das „Bodybuilding" der Blase in einen krankhaften Zustand um. Infolge des andauernden und oft noch weiter zunehmenden Abflusswiderstandes bilden sich einzelne dicke Muskelstränge überstark aus. Gleichzeitig halten die dünneren und weicheren Gebiete zwischen ihnen dem Druck, der beim Wasserlassen auf die Blasenwand entsteht, nicht mehr stand und bilden Aussackungen (Divertikel). Es entsteht eine stark deformierte Balkenblase, auch Trabekelblase genannt.

Später werden die Blasenwandmuskeln so stark, dass sie nicht mehr durchblutet und ernährt werden können. Die Muskulatur stirbt ab und wird durch Bindegewebe ersetzt. Weil ein gleichmäßiges Zusammenziehen der Blase nicht mehr möglich ist, bleibt dauerhaft Restharn in der Blase zurück. Jetzt wird die Blasenwand papierdünn, sodass ihre Funktion allmählich verloren geht.

Hinzu kommt nicht selten eine zweite Ursache für Restharn. Eine wuchernde Prostata kann die Blase von unten einbeulen. Dann kann eine Vertiefung entstehen, in der ständig Harn zurückbleibt. Restharn markiert einen neuen Systemzustand mit Folgewirkungen. Denn jetzt kommt es leichter zu Harnweginfektionen, zu Blasensteinen, ja sogar zu Blasentumoren.

Reizblase: Harndrang als Fehlalarm

Die gestresste Harnblase, die sich so sehr abmüht, die Störung auszugleichen, löst oft Harndrang aus, wenn die Blase noch gar nicht gefüllt ist. Die Blasenwand wird aufgrund der Abflussbehinderung nicht nur dicker und muskulöser, sondern auch härter und angespannter. Das hat zwei Folgen.

Erstens verliert die Blase an Elastizität. Sie kann sich nicht mehr so gut wie ehemals ausdehnen und zusammenziehen.

Zweitens melden die Sensoren in den Muskelfasern bereits bei jeder kleinen Zunahme der Muskelspannung dem Gehirn

FRAGEBOGEN ZUM WASSERLASSEN						
(IPSS = engl. International Prostate Symptom Score)						
	nie	**seltener als in 1 von 5 Fällen**	**seltener als in der Hälfte aller Fälle**	**ungefähr in der Hälfte aller Fälle**	**in mehr als der Hälfte aller Fälle**	**fast immer**
1. Wie oft während des letzten Monats hatten Sie das Gefühl, dass Ihre Blase nach dem Wasserlassen nicht ganz geleert war?	☐	1 Punkt	2 Punkte	3 Punkte	4 Punkte	5 Punkte
2. Wie oft während des letzten Monats mussten Sie in weniger als zwei Stunden ein zweites Mal Wasser lassen?	☐	1 Punkt	2 Punkte	3 Punkte	4 Punkte	5 Punkte
3. Wie oft während des letzten Monats mussten Sie beim Wasserlassen mehrmals aufhören und neu beginnen?	☐	1 Punkt	2 Punkte	3 Punkte	4 Punkte	5 Punkte
4. Wie oft während des letzten Monats hatten Sie Schwierigkeiten, das Wasserlassen hinauszuzögern?	☐	1 Punkt	2 Punkte	3 Punkte	4 Punkte	5 Punkte
5. Wie oft während des letzten Monats hatten Sie einen schwachen Strahl beim Wasserlassen?	☐	1 Punkt	2 Punkte	3 Punkte	4 Punkte	5 Punkte

	nie	seltener als in 1 von 5 Fällen	seltener als in der Hälfte aller Fälle	ungefähr in der Hälfte aller Fälle	in mehr als der Hälfte aller Fälle	fast immer
6. Wie oft während des letzten Monats mussten Sie pressen oder sich anstrengen, um mit dem Wasserlassen zu beginnen?	☐	1 Punkt	2 Punkte	3 Punkte	4 Punkte	5 Punkte
7. Wie oft sind Sie während des letzten Monats im Durchschnitt nachts aufgestanden, um Wasser zu lassen? Maßgebend ist der Zeitraum vom Zubettgehen bis zum Aufstehen am Morgen.	☐	1 Punkt	2 Punkte	3 Punkte	4 Punkte	5 Punkte

	Punktzahl	Auswertung
☐	**0–7 Punkte** Die Beschwerden des unteren Harntraktes sind nach offizieller Einteilung der milden Symptomatik zugeordnet. Trotzdem sollte der Patient ein Gespräch mit seinem Arzt über dieses Thema führen und den Test nach vier Wochen wiederholen.	Zur Ermittlung des Gesamt-IPSS werden die entsprechenden Ziffern der zu treffenden Felder zusammengezählt. Das Testergebnis soll zur groben Einschätzung dienen und ersetzt nicht die Untersuchung und Diagnose eines Arztes. Der Test sollte in regelmäßigen Abständen durchgeführt werden. Bei einer Verschlechterung des Ergebnisses ist es wichtig, bald einen Arzt aufzusuchen.
☐	**8–19 Punkte** Die Beschwerden des unteren Harntraktes sind bereits stark beeinträchtigend. Sie werden nach offizieller Einteilung der mittleren Symptomatik zugeordnet. Es sollte bald ein Arzt aufgesucht werden.	
☐	**20–35 Punkte** Die Beschwerden des unteren Harntraktes wirken sehr stark beeinträchtigend. Sie sind nach offizieller Einteilung der schweren Symptomatik zuzuordnen. Es sollte umgehend ein Arzt aufgesucht werden.	

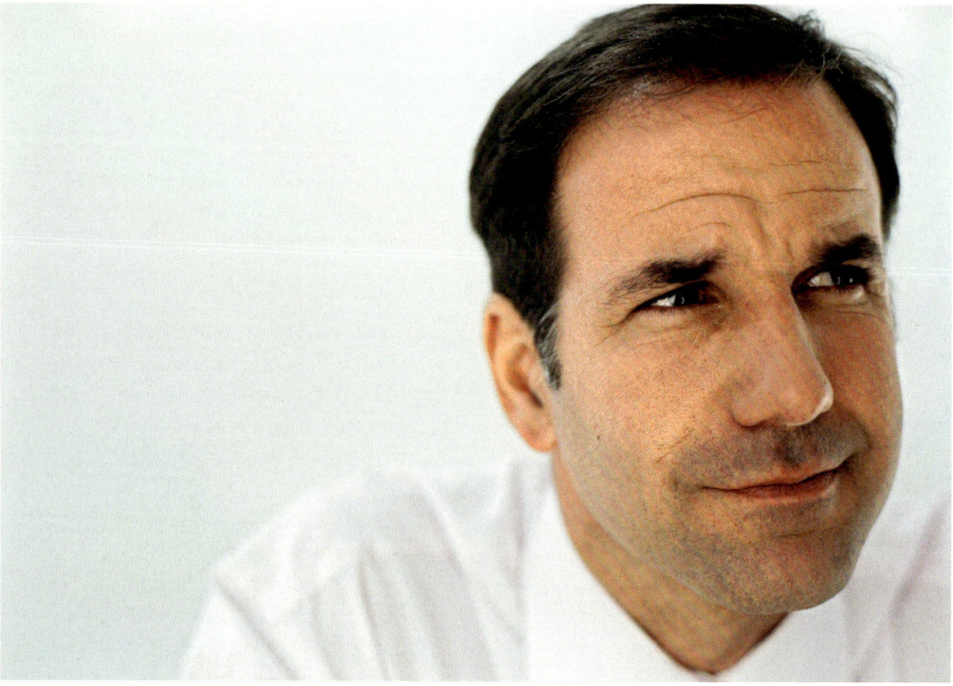

das Signal „Blase voll“, obwohl das gar nicht stimmt. Das Signal wird jedoch sogleich in das Gefühl des Harndrangs übersetzt. Die Sensoren lösen leicht Fehlalarm aus. Man erlebt zwingenden Harndrang, obwohl die Blase noch längst nicht gefüllt ist. Zudem ist das Füllungsvolumen der Blase geringer geworden, weil die Blasenwand an Dicke zugenommen hat.

Nun kann man aber weder den Alarm einfach nicht beachten noch die Alarmanlage ausschalten. Der Harndrang befiehlt mit Macht, die Blase zu entleeren. Nach einem Kräftemessen würde er sich glatt gegen den eigenen Willen durchsetzen und den willkürlichen Schließmuskel zum Nachgeben zwingen.

Mit einem Trick lässt sich eine Reizblase ein wenig beruhigen und damit die Alarmanlage etwas entschärfen. Oft kommt das Gefühl des Harndrangs nur kurz auf, geradezu wehenartig, und verschwindet von selbst wieder. Man kann in solchen Situationen lernen, Harndrang seltener aufkommen zu lassen. Das gelingt dadurch, dass man augenblicklich eine andere Tätigkeit aufnimmt und sich darauf konzentriert. Man erledigt achtsam etwas, räumt etwas auf, gießt die Blumen. Entscheidend ist, dass die Aufmerksamkeit auf eine neue Handlung gelenkt wird. Wenn die Hände mit etwas beschäftigt sind, das die volle Aufmerksamkeit auf sich zieht, wird Harndrang nicht mehr ganz so leicht ausgelöst. Dadurch wird die Schwelle zum Auslösen von Harndrang heraufgesetzt.

Duldung und Verdruss

Anzeichen und Beschwerden infolge einer Abflussstörung sind gewöhnungsbedürftig und lange Zeit erträglich. Sie kommen auf, wenn die Blase es nicht mehr schafft, die Störung komplett auszugleichen. Als allgemein wenig störend nehmen Männer diese Beschwerden wahr:

- Startschwierigkeiten beim Urinieren
- Schwacher Harnstrahl

Auf frühe Störungen des Wasserlassens reagiert man nicht selten mit Wut und Verdruss. Gewöhnt man sich aber an die Störungen und hält sie für normal, übersieht man leicht die Gefahr für die Gesundheit.

- Nachträufeln nach Beendigung des Wasserlassens
- Harnstottern (Wasserlassen in kleinen Portionen).

Hingegen werden folgende Beschwerden eher als lästig, störend oder unangenehm empfunden:

- Häufiges Wasserlassen kleiner Mengen
- Nächtliches Wasserlassen
- Zwingender Harndrang (imperativer Harndrang)
- Das Gefühl, dass nach der Blasenentleerung Restharn zurückbleibt.

In dem Maße wie die Beschwerden lästig oder sogar unerträglich werden, weicht eine innere Haltung der Duldung mehr und mehr Intoleranz und kalter Wut. Jetzt läuft man Gefahr, wenn man seelisch wie körperlich verhärtet, verkrampft und überreizt ist, in einen Teufelskreis zu geraten, der die Beschwerden noch verstärkt. Dem kann man vielleicht entgehen, wenn man versteht, was geschieht, wenn man dem Geschehen nachspürt und spätestens jetzt ärztliche Hilfe sucht.

Wie ernst ist die Lage? Muss man etwas tun? Der weit gebräuchliche Fragebogen IPSS (International Prostate Symptom Score) vergibt Punkte für Anzeichen der Erkrankung. Jeder Mann kann mit ihm überprüfen, wie stark seine Beschwerden ausgeprägt sind (siehe Seite 40).

Stadien

Der bewusste Mann, der auf die Zeichen seines Körpers hört, nimmt bereits wahr, dass sein Harn nicht ungehindert fließt. Er registriert Anzeichen und Beschwerden des Wasserlassens und sieht nicht darüber hinweg. Er kann ungefähr einschätzen, wie es um ihn steht. Doch weder weiß er, wie stark Blasenhals und Harnröhre behindert werden noch wie viel Restharn zurückbleibt. Spekulationen über krankhafte Veränderungen fallen bei Optimisten fast immer harmlos und beschönigend aus. Dagegen geben sie Pessimisten Anlass zu schlimmsten Befürchtungen. Daher ist es angebracht, wenn der Mann sein gefühltes und eingeschätztes Selbstbild mit einem Fremdurteil vergleicht. Der Urologe stellt mit seinen Untersuchungen fest, ob eine gutartige Vergrößerung der Prostata vorliegt oder nicht. Die Untersuchungen, die meist schmerzlos sind, liefern aufschlussreiche Bilder und Messwerte. Sie zeigen auch an, wie stark die Entleerung der Blase gestört ist.

Allgemein werden drei Stadien der Erkrankung unterschieden. Die Anzeichen und Beschwerden addieren sich.

1. Reiz-Stadium

- Abgeschwächter Harnstrahl
- Verzögertes Wasserlassen
- Häufiges Wasserlassen kleiner Mengen
- Nächtliches Wasserlassen.

2. Restharn-Stadium

- Zunehmende Restharnbildung
- Aussackungen der Harnblase (Balkenblase und Divertikel).

3. Rückstauungs-Stadium

- Überlauf-Blase mit Harnverhalt
- Harnstauungs-Nieren
- Eingeschränkte Nierenfunktion.

Es ist ratsam, wenn man auf die Zeichen seines Körpers hört, sich einmal im Jahr untersuchen lässt und mit dem Arzt die Lage bespricht.

Im Reiz-Stadium kann die Harnblase die Abflussbehinderung kompensieren. Sie schafft es noch, sich vollständig zu entleeren. Leichte Beschwerden treten auf wie abgeschwächter Harnstrahl, verzögertes Wasserlassen, häufiges Wasserlassen kleiner Mengen und nächtliches Wasserlassen. Im Restharn-Stadium hingegen kann die Blase die Störung nicht mehr ganz ausgleichen. Sie bildet sackförmige Ausstülpungen und entleert sich nicht mehr vollständig. Restharn bleibt zurück. Aufgrund des Restharns drohen Harnweginfektionen.

Im Rückstauungs-Stadium versagt die Harnblase zusehends, den erschwerten Harnabfluss auszugleichen. Wird sie zu einer Überlaufblase, ist die Blasenfunktion zusammengebrochen. Wasserlassen gleicht dem Überlauf eines vollen Spülbeckens. Wie Wasser in den Überlauf schwappt, werden ständig kleine Urinmengen ausgeschieden, worüber man keine Kontrolle hat – während natürlich Urin von den Nieren in die Blase nachrinnt, wie Wasser durch einen schwach geöffneten Wasserhahn ins gefüllte Spülbecken. In diesem akuten Stadium droht die Stauung des Harns bis zu den Nieren, und es droht Harnvergiftung!

Rätselhafte Ursachen

Bis heute ist unklar, warum die Prostata in mittleren Jahren zu wachsen beginnt und später oft ein Mehrfaches ihres Ausgangsvolumens und -gewichtes erreicht. Der einzige bekannte Faktor, der über eine gutartige Prostatavergrößerung mitbestimmt, ist das Alter. Im Alter um 50 Jahre hat wahrscheinlich schon jeder Zweite eine vergrößerte Prostata. Von 100 Männern, die älter als 80 sind, haben 80 bis 90 eine übergroße Vorsteherdrüse. Aber das Alter ist nicht allein verantwortlich.

Trifft die Prostatavergrößerung Männer aller Länder und Kulturen gleichermaßen?

In Länderstatistiken fiel immer wieder auf, dass Asiaten im Durchschnitt erheblich weniger betroffen sind. In Obduktionen wurde nur bei 6 von 100 chinesischen Männern eine gutartige Prostatavergrößerung gefunden, aber bei 47 von 100 Europäern. Liegt es an den Genen? Offensichtlich nicht, denn Asiaten, die beispielsweise in Amerika leben, sind fast ebenso stark betroffen wie die übrige Bevölkerung.

Liegt es an der Ernährung? Gut möglich, aber diese Vermutung ist nicht belegt. Aussagen darüber, in welchem Maß die Ernährung ein Erkrankungsrisiko beeinflusst, sind allgemein schwierig, weil hierfür die Ernährung zahlreicher Menschen und Gruppen über Jahrzehnte genau dokumentiert werden müsste. Derartige Studien sind kaum möglich. Allein die Tatsache, dass Asiaten in Nordamerika viel stärker von BPS betroffen sind als solche in Asien, lenkt zumindest einen Verdacht auf die Ernährung.

Zwei Dinge über das rätselhafte Wachstum der Drüse stehen zweifelsfrei fest. Erstens finden die Zellteilungen, die

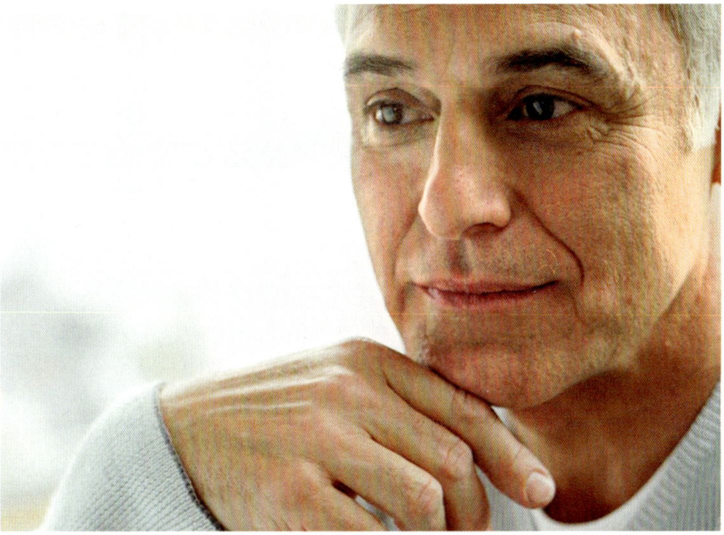

das Volumen der Prostata vergrößern, in der inneren Übergangszone nahe der Harnröhre statt. Die Zone ist gleichsam die Brutstätte der enormen Produktion.

Zweitens: Ohne das männliche Sexualhormon Testosteron entsteht keine gutartige Prostatavergrößerung. Kastrierte Männer haben niemals eine vergrößerte Prostata. Testosteron ist notwendig, jedoch nicht hinreichend dafür, dass die Prostata wächst. Nicht bestätigt hat sich die Vermutung, dass ein hoher Testosteronspiegel im Blut das krankhafte Wachstum des Organs hervorriefe. Eher liegt es an einem Umbauprodukt des Hormons. In den Prostatazellen entsteht aus Testosteron DHT (Dihydrotestosteron). Nach der DHT-Hypothese wäre eine überhöhte Produktion von DHT in der Prostata entscheidend für das Wachstum. Für diese Hypothese spricht, dass der Wirkstoff Finasterid, der die Produktion von DHT hemmt, eine vergrößerte Prostata in Grenzen verkleinern kann (siehe unten). Welche Ursache dafür verantwortlich ist, dass zu viel DHT gebildet wird, ist unbekannt.

KONTROLLIERTES ZUWARTEN

Wenn die Vorsteherdrüse sich langsam vergrößert, führt dies nicht zwangsläufig zu Beschwerden. Die Drüse kann wachsen und dabei den Blasenhals und die obere Harnröhre lange Zeit oder immer unberührt lassen. Allein mit einer vergrößerten Prostata lässt sich gut leben. Sie erfüllt nach wie vor ihre Aufgaben beim Sex. Natürlich ist das Risiko erhöht, dass sie bei fortgesetztem Wachstum in Zukunft die Harnröhre einengt und dann Beschwerden macht. Aber das kann dauern. Nicht wenige Männer haben eine stark vergrößerte Prostata, die man zufällig bei einer Untersuchung entdeckt, ohne dass sie ihnen Beschwerden machen würde.

Leidet man unter leichten Beschwerden, die dem Reiz-Stadium zuzuordnen sind, bietet es sich an, die eigene Lage mit regelmäßigen Untersuchungen im Auge zu behalten. Allenfalls die Beschwerden behandelt man mit pflanzlichen oder synthetischen Medikamenten. Doch darüber hinaus greift man nicht ein. Man wartet beobachtend ab. Diese Strategie nennt man „kontrolliertes Zuwarten". Im englischen Sprachraum heißt sie „watchful waiting", wörtlich übersetzt „wachsames Warten". Gemeint ist, dass Arzt und Patient die Prostata und Blasenfunktion regelmäßig, einmal im Jahr beobachten bzw. einschätzen. Der Patient ist sich bewusst, dass er eine Harnflussstörung besitzt. Er weiß, dass seine Harnblase darauf reagiert. Er registriert fortlaufend seine Beschwerden. Er führt Buch darüber, zumindest im Kopf.

Wie entwickeln sich die Beschwerden, wenn man über einige Jahre nicht behandelt? Darüber gibt eine große Studie Auskunft. 282 Männer, die Beschwerden durch eine gutartige Prostatavergrößerung hatten, blieben unbehandelt. Nach 2,6 bis 5 Jahren schätzten sie selbst im Vergleich mit den untersuchenden Ärzten ein, ob die Beschwerden sich zum Guten oder Schlechten verändert hatten. Ergebnis: Fast die Hälfte der Männer und deutlich mehr Ärzte stellten eine Verschlechterung fest. 40 von 100 Männern fanden ihren Zustand im Laufe der Zeit verbessert im Vergleich zu einem Viertel der ärztlichen Befunde. Bei jedem siebten Patienten waren die Beschwerden sowohl nach eigenen Urteilen wie nach ärztlichen Urteilen gleich geblieben. Dass die Patienten optimistischer urteilten als die Ärzte, war zu erwarten. Bedeutsam ist das Ergebnis, dass sich nach den Befunden der Ärzte der Zustand jedes vierten Mannes spontan verbessert hatte. Bei einem weiteren Teil blieb er gleich. Man braucht im Reiz-Stadium nicht in das Geschehen einzugreifen. Im Bewusstsein, dass die fortschreitende Prostata-Vergrößerung die Blasenfunktion bedroht, behält man die Anzeichen im Auge. Man lässt sich regelmäßig untersuchen und darf sogar ein wenig hoffen. Damit verfolgt man die kluge Strategie des kontrollierten Zuwartens. Leider lässt die kühle Statistik aber eher erwarten, dass die Beschwerden zunehmen und dass sich die Blasenfunktion mit der Zeit verschlechtert.

DIE BESCHWERDEN LINDERN

Man unterscheidet eine Behandlung der Ursachen von einer Behandlung der Symptome. Symptome sind Anzeichen und Beschwerden einer Erkrankung. Operiert der Urologe eine vergrößerte Prostata und beseitigt so das Abflusshindernis, so behebt er die Ursache der gestörten Blasenentleerung. Nimmt man hingegen ein Medikament, das den Harnfluss verbessert, sodass man nicht mehr so häufig laufen muss, verringert man die Anzeichen und Beschwerden der Erkrankung.

Dabei bleibt die eigentliche Ursache unangetastet. Im Reizstadium ist es besser, kontrolliert zuzuwarten und bei Bedarf die Beschwerden zu lindern. Eine Behandlung der Ursache mit einer Operation wäre in diesem frühen Stadium nicht angemessen. Denn der zeitliche Verlauf der Erkrankung ist nicht vorherzusehen. Er könnte sich sogar wieder bessern. Auf jeden Fall kann man eine tief greifende, ursächliche Behandlung aus guten Gründen aufschieben. Lästige Beschwerden lassen sich allemal mit pflanzlichen oder synthetischen Helfern verbessern.

Pflanzliche Helfer

Auf dem Arzneimittelmarkt befinden sich zahlreiche Medikamente pflanzlicher Herkunft, die einige Prostatabeschwerden nachweisbar lindern. So entspannen sie eine Reizblase und einen eingeengten und angespannten Blasenhals. Und auch pflanzliche Mittel müssen ihre Wirksamkeit heute in Studien nachweisen.

Grundsätzlich gilt allerdings für die rezeptfreien Medikamente seit dem 1.1.2004 für Erwachsene, dass die Mittel nicht mehr zulasten der gesetzlichen Krankenversicherung verordnet werden dürfen. Die betrifft auch die pflanzlichen Prostatamittel. Die ärztlichen Leitlinien raten Ärzten zudem davon ab, sie zur Behandlung einzusetzen, da der Beweis einer langfristigen Wirksamkeit fehle.

Dessen ungeachtet können pflanzliche Mittel vielen Männern helfen, indem sie subjektive Beschwerden wie häufigen Harndrang beheben und messbare Größen der Blasenentleerung wie den Harnfluss verbessern und den Restharn reduzieren. In Deutschland, schreibt der Arzneimittel-Experte Franz Bracher, hätten pflanzliche Medikamente bei der Behandlung von Prostata-Beschwerden traditionell einen hohen Marktanteil. Als Gründe hierfür gibt er an:

- Es gibt einen allgemeinen Trend zu „natürlichen" Heilmethoden.
- Pflanzliche Arzneimittel waren lange Zeit die einzig verfügbaren.
- Die Hoffnung Erkrankter, mit Medikamenten eine Operation umgehen zu können, erhöht den Placeboeffekt.
- Pflanzliche Prostata-Medikamente weisen praktisch keine unerwünschten Wirkungen auf.
- Pflanzliche Prostata-Medikamente kosten nur, grob gesagt, halb so viel wie chemisch synthetisierte Medikamente.

Als wichtigste pflanzliche Arzneimittel, die bei Problemen mit dem Wasserlassen bei einer gutartig vergrößerten Prostata helfen, gelten Zubereitungen aus folgenden fünf Pflanzenteilen:

- Sägepalmenfrüchte
- Brennnesselwurzel
- Kürbissamen
- Roggenpollen
- Wurzelknollen des Afrikanischen Milchsterns.

Diese Pflanzen werden immer wieder genannt, so auch in einem Lehrbuch über „Benigne Prostatahyperplasie". Zuberei-

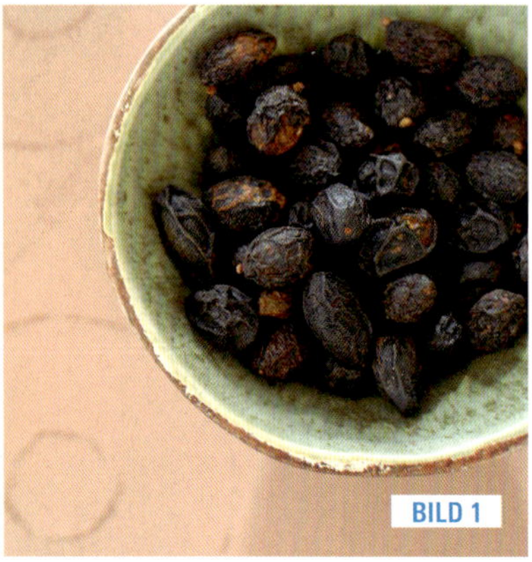

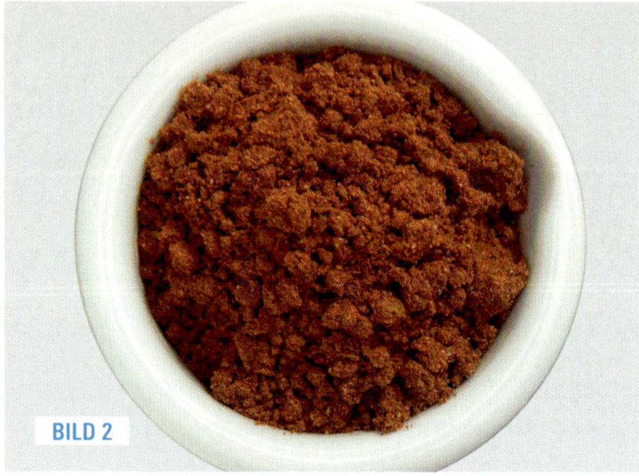

BILD 1 und **BILD 2**: Die Früchte der Sägepalme enthalten Sterole, die Entzündungen hemmen und Beschwerden mit dem Wasserlassen vermindern. **BILD 3** und **BILD 4**: Kürbissamen und Präparate

tungen aus den Pflanzen besitzen eine therapeutische Wirkung zur Erleichterung von Beschwerden. Das haben anspruchsvolle, wissenschaftliche Studien nachgewiesen, allerdings in ausreichender Weise nur für Mittel mit Sägepalmenextrakt (Sabal). Bei den übrigen pflanzlichen Mitteln gibt es Zweifel an der Wirksamkeit. Gleichwohl haben die gesetzlichen Krankenversicherungen im Jahr 2004 die Verordnungsfähigkeit für pflanzliche Arzneimittel bei Prostatavergrößerung wie bei allen anderen rezeptfreien Mitteln eingestellt. Als denkbar gilt, dass pflanzliche Prostata-Mittel Entzündungsreaktionen hemmen und verschiedene Beschwerden des Wasserlassens spürbar erleichtern können. Für die Wirkung wird vor allem die Stoffklasse der Sterole verantwortlich gemacht, die in allen fünf vorgestellten Pflanzenpräparaten vorkommt. Daneben können auch spezielle Fettsäuren, ätherische Öle oder Zucker eine Rolle spielen. Sterole, die in verschiedenen Pflanzen enthalten sind, werden auch mit der Nahrung aufgenommen. So werden täglich rund 200 Milligramm Sterole zugeführt, wobei dieser Wert sicher stark schwankt. Einen therapeutischen Effekt können dann nur Mengen haben, die deutlich darüber hinausgehen (zum Beispiel mindestens 100 Milligramm täglich zusätzlich). Vielleicht kommt es aber weniger auf die Gesamtmenge aller Sterole an, als auf Mengen einzelner Sterole wie Beta-Sitosterol.

Sägepalmenfrüchte

Die Sägepalme (Sabal serrulata = Serenoa repens) wächst in den Mittelmeerländern, in Nordafrika und Nordamerika. Aus ihren Beeren werden verschiedene Extrakte gewonnen, die Sterole enthalten. Ihnen wird eine lindernde Wirkung bei Beschwerden mit dem Wasserlassen zugeschrieben. Die Mittel schwächen mehr als Scheinpräparate (Placebos) urologische Beschwerden ab. Indem sie den Harnfluss und die ausgeschiedenen Harnmengen erhöhen, wirken sie der Harnstauung entgegen. Zugleich geht die Restharnmenge etwas zurück. Männer, die im Test ein Präparat aus Sägepalmenfrüchten bekamen, mussten in der Nacht weniger oft aufstehen und hatten weniger Restharn als die Männer der Kontrollgruppe.

Brennnesselwurzel

Die Wurzel der heimischen Brennnessel (Urtica dioica) enthält ebenfalls Sterole, darunter Beta-Sitosterol. Zubereitungen

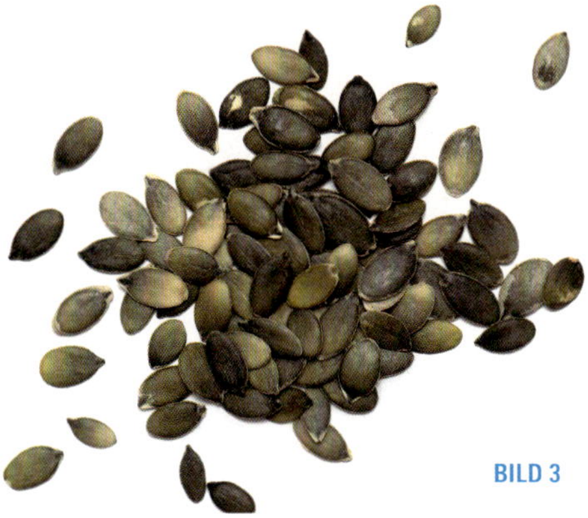
BILD 3

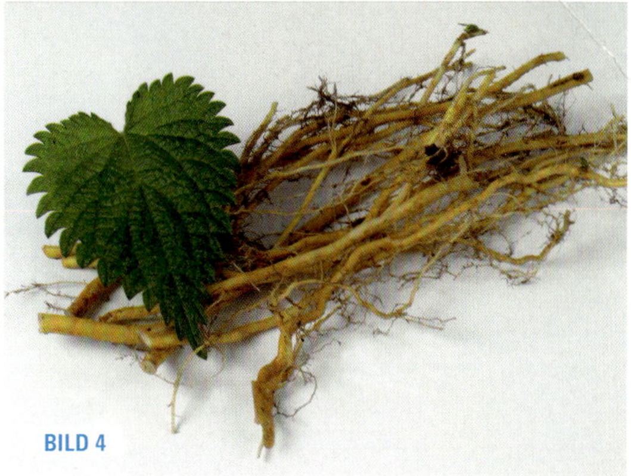
BILD 4

aus Brennnesselwurzel sind seit langer Zeit in vielen Ländern Mittel bei Problemen mit dem Wasserlassen. Indes scheint ihre Wirksamkeit geringer als die von Sägepalmenfrüchten.

aus Brennnesselwurzel sollen angeblich Entzündungen hemmen und den Harnfluss verbessern. Die Restharnmenge vermindern sie nur wenig.

Kürbissamen

Kürbiskerne, das heißt reife, getrocknete Samen des Kürbis (Cucurbita pepo), werden traditionell in der Volksmedizin bei Reizblase und Prostatabeschwerden geknabbert. Hochdosierter Kürbissamenextrakt verminderte in einer Studie häufigen Harndrang, verbesserte einige Beschwerden und wirkte entzündungshemmend. Die allgemeine Wirksamkeit ist aber nicht ausreichend sicher.

Roggenpollen

Roggenpollen, aber auch einige andere Gräserpollen, enthalten Alpha-Aminosäuren sowie Sterole. Zubereitungen aus Roggenpollen wirken gegen Entzündungen und Ödeme (Wasseransammlungen im Gewebe). Ob sie die Menge des Restharns senken können, ist umstritten.

Afrikanischer Milchstern

Aus den Wurzelknollen des südafrikanischen Milchsterns (Hypoxis rooperi) sowie aus einigen Kiefern- und Fichtenarten werden Präparate hergestellt, die Beta-Sitosterol und andere Sterole enthalten. Gesichert ist, dass sie Entzündungen hemmen. Ob sie die Menge des Restharns senken können, ist umstritten.

Chemische Helfer

Ebenso wie pflanzliche Präparate verbessern chemisch-synthetische Medikamente nur Beschwerden beim Wasserlassen. Selbst wenn sie eine vergrößerte Vorsteherdrüse verkleinern, beseitigen sie nach vorliegenden Erfahrungen nicht das Abflusshindernis und damit die Ursache der Beschwerden.

Alpha-Blocker

Alpha-Rezeptoren-Blocker, die oft einfach Alpha-Blocker genannt werden, sind in der Lage, die Beschwerden bei einer vergrößerten Prostata deutlich zu verringern. Die Wirkung tritt bereits nach etwa zwei Wochen ein. Der Harn fließt wieder stärker, die Blase kann oft komplett entleert werden, die nächtlichen Toilettengänge sind meist vorbei.

Stiftung Warentest betrachtet Alpha-Blocker als „geeignet“, um die Beschwerden im Zusammenhang mit einer gutartigen Vergrößerung der Prostata zu verrin-

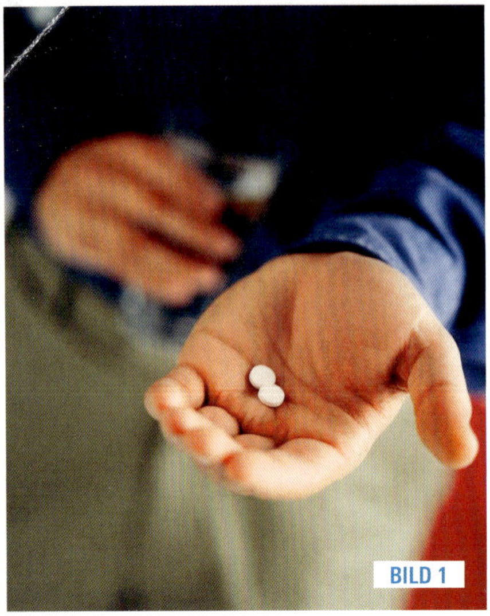
BILD 1

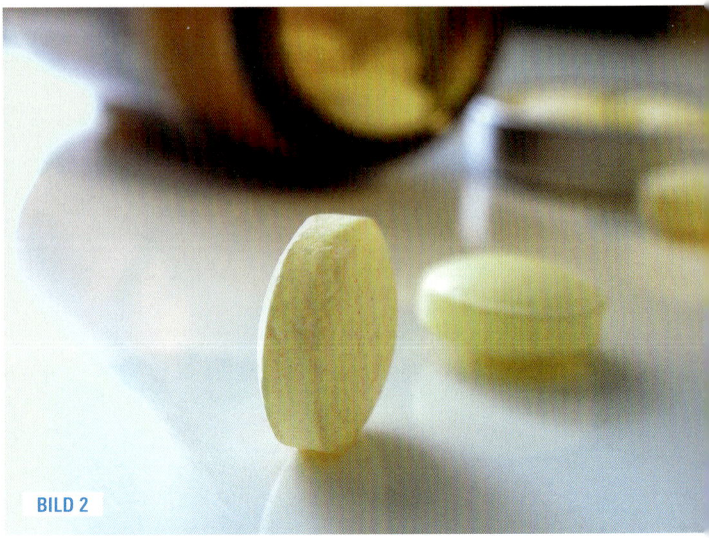
BILD 2

gern. Alpha-Blocker wurden zuerst bei Bluthochdruck angewendet. Sie weiten die Blutgefäße im Körper, sodass der Blutdruck absinkt. Bald zeigte sich, dass sie auch Prostata und Harnblase entspannen. Denn die Moleküle blockieren Rezeptoren der Prostata, des Blasenhalses und der Harnblase. Wie falsche Schlüssel in Schlössern stecken, verhindern sie, dass die passenden Schlüssel aufschließen. Auf diese Weise stellen sie Muskelanspannungen ab. Blasenhals und Harnröhre weiten sich, sodass Harn wieder besser abfließen kann. Da auch die Blase entspannter ist, wird nicht mehr so häufig Harndrang ausgelöst. Zu den Alpha-Blockern gehört der Wirkstoff Tamsulosin, der bevorzugt an Rezeptoren der Prostata bindet. Das ist vorteilhaft, weil Tamsulosin stärker in der Prostata wirkt, wo es wirken soll, und weniger im Rest des Körpers.

Größter Nachteil der Alpha-Blocker ist die unerwünschte Senkung des Blutdrucks. Besonders zu Beginn der Behandlung kann es vorkommen, dass einem beim Aufstehen schwindelig oder übel wird. Es gibt eine Reihe weiterer Beschwerden, die jedoch selten sind. So kann sich die Muskelentspannung auf den inneren Blasenschließmuskel auswirken. Dann berichten Männer über einen Verlust von Samenflüssigkeit, die in Wirklichkeit in die Blase abfließt. Wird das Medikament abgesetzt, so kehrt die Schließmuskelfunktion innerhalb weniger Tage zurück.

Prostata-Schrumpfer

Gegenwärtig gibt es zwei Wirkstoffe, die in der Lage sind, eine vergrößerte Prostata bei einem Teil der Männer zu verkleinern. Der ältere Wirkstoff heißt Finasterid, der neuere ist das chemisch nah verwandte Dutasterid. Beide beurteilt Stiftung Warentest als „mit Einschränkung geeignet", weil sie zwar die Prostata verkleinern können, aber die Beschwerden nicht besonders gut verringern.

Die Tatsache, dass das Medikament eine vergrößerte Prostata um einen gewissen Betrag wieder verkleinern kann, gibt zunächst Anlass zu großen Hoffnungen. Ließe sich auf diese Weise das Prostata-Syndrom nicht ursächlich behandeln? Sollte nicht, wenn die gewucherte Drüse wieder schrumpft, der verengte Blasenhals sich wieder weiten und die verbogene Harnröhre sich wieder gerade biegen?

BILD 1 und **BILD 2**: Hilfe aus der Apotheke: Alpha-Blocker entspannen die strapazierte Blase und den inneren Schließmuskel und weiten Blasenhals und Harnröhre. Finasterid und Dutasterid vermögen die Prostata zu verkleinern. Sie greifen in den Hormonhaushalt des Mannes ein.

Leider konnte bis heute nicht nachgewiesen werden, dass die Mittel ein Abflusshindernis beseitigen oder wirksam vermindern. Die ärztlichen Leitlinien empfehlen Finasterid und Dutasterid zur Behandlung der Beschwerden und nicht zur Behandlung der Ursache.

In einer großen Studie half Finasterid vielen, wenn auch nicht allen erkrankten Männern. Die Verbesserungen setzen ab einer Behandlungszeit von sechs Monaten ein. Nach einem Jahr waren bei der Hälfte Verbesserungen eingetreten. Der krankhaft behinderte Harnfluss, genauer die Harnflussrate in Milliliter pro Sekunde, stieg um 20 Prozent an. Die Männer berichteten auch über weniger verzögertes Wasserlassen, weniger Nachtröpfeln und eine bessere Blasenentleerung. Der Restharn nahm jedoch nicht ab. Die Größe der Prostata war im Durchschnitt um 19 Prozent zurückgegangen. Stark vergrößerte Drüsen nahmen relativ mehr ab als weniger vergrößerte.

Wie wirken Finasterid und Dutasterid?

Was ist ihr Wirkprinzip? Beide Mittel sorgen dafür, dass in den Prostatazellen erheblich weniger DHT (Dihydrotestosteron) gebildet wird. Sie hemmen das hierfür verantwortliche Enzym. Finasterid und Dutasterid sind chemisch betrachtet 5-Alpha-Reduktasehemmer. Nach der DHT-Hypothese führt eine gesteigerte Bildung von DHT aus Testosteron zum gutartigen Wachstum der Prostata. Wird die vermehrte DHT-Produktion nun durch eines der beiden Mittel gesenkt, hört die Prostata nach einem halben bis einem Jahr auf zu wachsen. Sie nimmt sogar messbar im Volumen ab. Finasterid und Dutasterid führen zu einem begrenzten Rückgang von Drüsengewebe. Überdies verbessern sie deutlich den Harnfluss (die maximale Harnflussrate in Milliliter pro Sekunde).

Welche Nachteile besitzen die Medikamente?

Als einen Grund, warum Stiftung Warentest Finasterid nur „als mit Einschränkung geeignet" bewertet, nennt sie die nicht so gute Wirksamkeit gegen die Beschwerden. Selbst wenn sich die Drüse um ein Viertel bis ein Drittel verkleinert hat, verringern sich die Beschwerden nicht immer. Darüber hinaus kann die abgeschwächte Wirkung von DHT andere Organe und Funktionen beeinträchtigen, die auf das männliche Hormon angewiesen sind. Finasterid muss dauerhaft genommen werden, um die Wirkung aufrechtzuerhalten. Setzt man das Medikament ab, vergrößert sich die Prostata wieder.

Welche unerwünschten Wirkungen können die beiden Medikamente hervorrufen?

Bei 4 von 100 Männern, die Finasterid nahmen, und bei bis zu 6 von 100 derjenigen, die Dutasterid nahmen, trat Impotenz auf. 3 Männer von 100 berichteten über verminderte Lust auf Sex, Ejakulationsstörungen und Hodenschmerzen. Überdies kann sich die Brust vergrößern, und die Brustwarze kann sehr empfindlich gegen Berührung werden.

BILD 1 und **BILD 2**: Nehmen die Beschwerden stark zu und ist die Harnblase total überfordert, spitzt sich die Lage mitunter zu. In vielen Fällen beseitigt eine Operation das Abflusshindernis. Die elektrische Abhobelung der Prostata durch die Harnröhre gilt als Goldstandard.

DEN WILDWUCHS TRIMMEN

Bei geringen Beschwerden wie im Reizstadium ist kontrolliertes Zuwarten die beste Wahl. Je nach Stärke der Beschwerden kann man pflanzliche oder chemische Medikamente zur Linderung nehmen. Mit Alpha-Blockern, Reduktase-Hemmern oder pflanzlichen Präparaten lässt sich die erschwerte Blasenentleerung erleichtern und der Harnfluss günstig beeinflussen.

Diese Strategie kann man eine Zeitlang im Restharn-Stadium fortsetzen. Es gilt die Faustregel, dass der Restharn die Menge von 100 Milliliter (ein Zehntel Liter) nicht übersteigen soll. Doch ein Abflusshindernis, das die obere Harnröhre wie eine anschwellende Manschette langsam abwürgt, lässt sich mit Medikamenten begrenzt beheben. Führen sie keine Besserung herbei, sollte man über eine Behandlung nachdenken, die die Ursache behebt. Dabei sind Chancen und Risiken eines Eingriffes abzuwägen.

Die schwierige Entscheidungsfindung wird einem abgenommen, wenn bereits ein Harnverhalt eingetreten ist. Dann muss praktisch immer operiert werden. Ein Fall für medizinische Kunsthandwerker. Urologen verfügen über recht ausgeklügelte Operationsmethoden, darunter ältere, lang bewährte Verfahren und völlig neuartige. Welche operative Behandlung für einen selbst die am besten geeignete ist, sollte man nach einer sorgfältiger Beratung mit einem oder mehreren Ärzten entscheiden.

Die Klassiker

Die beiden Standardoperationen zur Behandlung des Prostatasyndroms sind die Abtragung durch die Harnröhre und die offene Prostataoperation, bei der die gutartige Geschwulst ausgeschält wird. In den vergangenen Jahren sind zahlreiche andere hinzugekommen, darunter verschiedene Laser- und Mikrowellenverfahren. Die Vielfalt der Techniken und Methoden hat bisher nichts an der generellen Einschätzung der Experten geändert. So empfehlen die ärztlichen Leitlinien aus dem Jahr 2010 die klassische Operation durch die Harnröhre und die klassische offene Operation als Verfahren der Wahl. Trotz erheblicher Fortschritte und Weiterentwicklung der instrumentellen Alternativverfahren seien die beiden Operationen weiterhin als Goldstandard in der Behandlung des gutartigen Prostatasyndroms anzusehen.

Operation und Zeugungsfähigkeit

Einen Schwachpunkt haben alle Operationen, bei denen Drüsengewebe in ausreichender Menge entfernt wird: Bei den behandelten Männern kommt es zu Ejakulationen in die Harnblase („trockener Orgasmus", weil das Sperma nicht mehr nach außen gespritzt wird). Dies liegt daran, dass der Schließmuskel in der Prostata, der während einer Ejakulation die Harnblase verschließt, beim Eingriff mit entfernt wurde. Außerdem wurde der

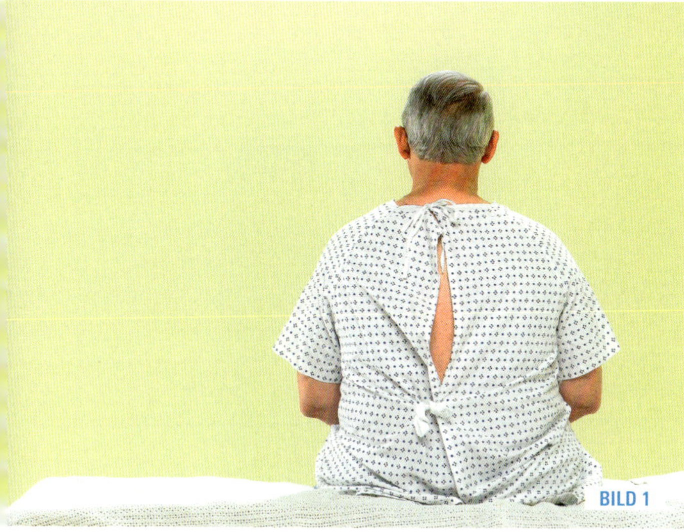

BILD 1

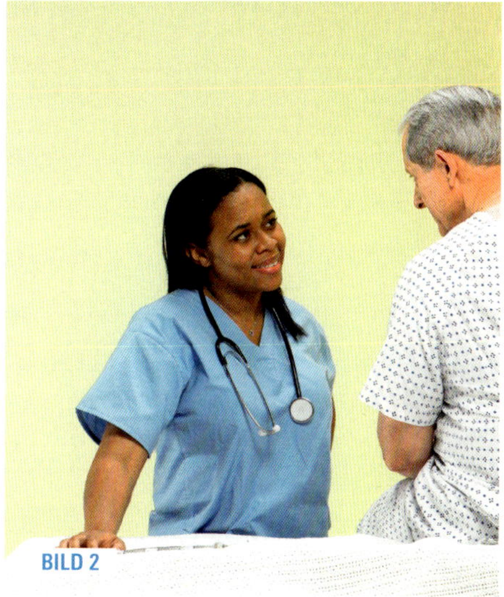

BILD 2

Drüsenanteil der Prostata, die ja die Hauptmenge der Samenflüssigkeit bildet, erheblich verkleinert. Daher ist der operierte Mann meist nicht mehr zeugungsfähig. Da die Männer im Durchschnitt um die 70 Jahre alt sind, viele älter, ist Zeugungsunfähigkeit in aller Regel kein Thema.

Abtragung durch die Harnröhre (TURP)

Eine klassische Operationsmethode, die sich seit vielen Jahrzehnten bewährt hat, genießt so etwas wie Kultstatus unter den Operateuren. Sie kommt ohne den Griff zum Skalpell aus, denn der Chirurg schiebt einen Metallschaft durch die Harnröhre in die Prostata vor. Er enthält eine Optik, die ihm eine gute Sicht auf das Operationsgebiet verschafft, einen Spül-kanal zum Wegschwemmen von Gewebe und Blut sowie eine feine chirurgische Schlinge, mit der er die Drüse trimmt und modelliert. Das Verfahren heißt in der Medizin transurethrale Resektion der Prostata, kurz TURP. In der Umgangssprache nennt man es Abhobelung der Prostata. Der weit überwiegende Anteil der Patienten, die sich operieren lassen, rund 90 Prozent, lässt sich mit TURP behandeln.

Die Abtragung durch die Harnröhre ist für Vorsteherdrüsen geeignet, die ein Gewicht von 80 bis 100 Gramm nicht überschreiten. Zum Vergleich: Eine nicht vergrößerte Prostata besitzt ein Gewicht in der Größenordnung um 20, höchstens 30 Gramm. Ist die Drüse extrem vergrößert, lässt sie sich besser durch eine offene Operation entfernen (siehe unten).

Der stationäre Aufenthalt in der Klinik dauert rund eine Woche. Der Eingriff wird in Rückenmarks- oder Vollnarkose durchgeführt. Nachdem das Instrument positioniert ist, entfernt der Operateur das Prostatagewebe mit einer feinen Drahtschlinge, durch die ein hochfrequenter Strom fließt. Blutgefäße verschweißt er elektrisch. Am Schluss bleibt nur die derbe Kapsel der Prostata mit dem für die Sexualität wichtigen Nervengeflecht zurück. Entferntes Drüsengewebe wird zum Abschluss in die Harnblase gespült, abgesaugt und aufgefangen. Der Pathologe untersucht es unter dem Mikroskop. Nach der OP trägt man etwa drei Tage einen Blasenkatheter. Erholung, Heilung und Stabilisierung des Wasserlassens benötigen einige Wochen.

Welches sind die Chancen und Risiken einer Abtragung der Prostata durch die Harnröhre?

In fast allen Fällen wird eine weitgehende Heilung erreicht. Der Harnfluss und die Häufigkeit und Dauer der Blasenentleerung normalisieren sich wieder. Fast alle Männer haben erheblich weniger Beschwerden und müssen nachts viel seltener zur Toilette.

Restharn gibt es nur noch bei weniger als jedem fünften Operierten (weniger als 20 von 100). Ein Fachbuch über „Benigne Prostatahyperplasie" (gutartiges Prostatasyndrom) hält die TURP den anderen Verfahren für überlegen. Treten direkt nach dem Eingriff vorübergehend Harndrang und andere Störungen beim Wasserlassen auf, so lassen sie sich mit Medikamenten behandeln.

Beeinträchtigt eine TURP Potenz und Sexualität?

Die meisten Operierten sind nach einiger Zeit wieder so potent, wie sie vorher waren. Ein geringer Anteil der Männer, 5 von 100, berichteten nach dem Eingriff über Erektionsstörungen. Diese treten dann auf, wenn die Drüse stark durchblutet ist und wenn während der Operation stärkere Blutungen durch elektrisches Verschweißen der Gefäße gestillt werden müssen. Dann können die Erektionsnerven geschädigt werden. Auf der anderen Seite teilen immer wieder operierte Männer mit, dass sich ihre Potenz nach der Operation verbessert habe. Wissenschaftliche Studien darüber gibt es nicht.

Ein geringes Risiko betrifft die Kontinenz, die bei einem von 100 Operierten beeinträchtigt wird (siehe auch Glossar, Inkontinenz).

Jeder zehnte bis zwanzigste Mann muss sich innerhalb der nächsten zehn Jahre nachoperieren lassen. Dabei wird in der Regel nachgewachsenes Prostatagewebe entfernt.

Offene Prostata-Operation

Wenn die Prostata extrem vergrößert ist, lässt sie sich besser und übersichtlicher in einer offenen Operation entfernen. Ein Gewicht von 80 bis 100 Gramm wird oft als Grenzwert angegeben. Der Eingriff, der in Vollnarkose durchgeführt wird, belastet den Patienten mehr als eine Operation durch die Harnröhre.

Der Operateur macht einen Schnitt am Unterbauch. Er erhält den Zugang zur Prostata entweder durch die Blase oder – auf direktem Weg – hinter dem Schambein. In beiden Fällen wird die gutartige Geschwulst aus der Kapsel ausgeschält – wie das Fruchtfleisch der Apfelsine. Nur die Kapsel (Apfelsinenschale) bleibt stehen. Nachwachsen kann später nichts mehr. Die Operationsmethode über die Blase wird vor allem dann gewählt, wenn Blasensteine oder Blasenveränderungen vorliegen.

Die Ergebnisse lassen sich mit denen einer Operation durch die Harnröhre (TURP) messen. Blasenhals und Harnröhre werden befreit. Die lästigen Beschwerden rund ums Wasserlassen verschwinden oder werden besser. Die Risiken für Impotenz oder Inkontinenz gleichen denen der Abtragung durch die Harnröhre.

Offene Operationen sind auch heute noch in wenigen Fällen unverzichtbar, denn generell gilt: Extrem vergrößerte Vorsteherdrüsen sind besser offen zu operieren.

Alternative Verfahren

Die alternativen Verfahren sind neuer als die beiden klassischen Operationen und daher noch nicht gleichermaßen erprobt und bewährt. Sie eignen sich bisher nur in besonderen Fällen.

Die ärztlichen Leitlinien halten die folgenden Behandlungsmöglichkeiten ausdrücklich für anwendbare Optionen. Sie empfehlen sie nicht, aber sie raten auch nicht von ihnen ab.

Prostata-Einschneidung (TUIP)

Die Methode wurde im Prinzip bereits von Guthrie im Jahr 1834 durchgeführt, aber erst in den 1970er Jahren allmählich wieder aufgenommen und weiterentwickelt.

Über die Harnröhre lässt sich unter endoskopischer Sicht ein feines, elektrisches Messerchen vorschieben, mit dem der Operateur die Prostata im Bereich des Blasenhalses an zwei Seiten einschneidet. Dadurch wird der Blasenhals erweitert.

Die Operation heißt transurethrale Inzision (Einschneidung) der Prostata, kurz TUIP. Sie lässt sich in Teilnarkose durchführen. Blutungen sind selten. Aus operationstechnischen Gründen soll das Volumen der Vorsteherdrüse weniger als 30 Kubikzentimeter betragen. Die Einschneidung eignet sich besonders für junge Männer, die ihre normale Ejakulation und damit ihre Zeugungsfähigkeit erhalten wollen. Denn wird der Einschnitt nur an einer Seite gemacht, dann kommt es nur bei rund 6 von 100 Operierten zu Ejakulationen in die Blase (trockene Ejakulation). Überdies kommt die Operation für mehrfach kranke Patienten infrage, für die ein klassisches Verfahren wie die TURP zu riskant wäre.

Die Einschneidung der Prostata ist etwa gleich erfolgreich wie die TURP. Sie verbessert deutlich den Harnfluss und die Beschwerden der Patienten.

Nadelablation (TUNA)

Aus einem Spezialkatheter, der in der Harnröhre platziert ist, lassen sich spezielle Nadeln seitlich in die Prostata einstechen. Wenn durch sie ein Hochfrequenzstrom fließt, breitet sich in einem kleinen kugelförmigen Raum eine Temperatur von 70 bis 90 Grad Celsius aus. Die Wärme verödet Prostatagewebe im Zielgebiet ohne Blutung. Es bildet sich ein Hohlraum. Das Verfahren heißt TUNA oder transurethrale Nadelablation.

Sie eignet sich als ambulante Behandlung für Hochrisikopatienten, die eine Vollnarkose oder auch eine klassische Abtragung der Prostata (TURP) nicht gut vertragen würden. Denn bei der Nadelablation wird lediglich die Harnröhre betäubt und ein Beruhigungsmittel gegeben.

Die Nadelablation kann den Harnfluss, die Restharnbildung und die Beschwerden der Patienten verbessern. Doch die Methode ist vergleichsweise wenig wirksam und wird daher kaum noch eingesetzt. Ein Nachteil besteht darin, dass sich das zerstörte Prostatagewebe nicht auf Krebs untersuchen lässt.

Mikrowellen (HE-TUMT)

Der Operateur verwendet einen Katheter mit einer winzigen Mikrowellen-Antenne, die Wärmewellen aussendet. Sie zerstören Nervenrezeptoren am Blasenhals und entspannen ihn dadurch.

Das Verfahren HE-TUMT heißt im Wortlaut Hochenergie-transurethrale-Mikrowellen-Thermotherapie. Auch hierbei kommt es nicht oder kaum zu Blutungen. Die meist ambulant angewendete Behandlung kommt infrage, wenn der Patient kein schwerwiegendes Abflusshindernis aufweist und eine Abtragung von Prostatagewebe in größerem Umfang nicht notwendig ist. Zudem ist sie für Hochrisikopatienten geeignet.

Laserverfahren

Lasertechniken sagt man ein großes Zukunftspotenzial nach. Bisher sind ihre Langzeitergebnisse noch etwas unsicher und nicht gut vergleichbar mit den klassischen Methoden.

Der Vorteil aller Laserverfahren ist der geringe Blutverlust. So werden Blutgefäße mit einem Durchmesser bis zu einem Millimeter zuverlässig verschlossen. Dadurch ist die Sicht während des Eingriffs immer gut und die Gefahr der Nachblutung äußerst gering. Unter den Laserverfahren eignen sich vor allem zwei.

Der Holmium-Laser zur Entfernung der Prostata (HoLEP) schneidet wie ein Skalpell, lässt sich aber präziser steuern. Seine Schneidewirkung besteht darin, dass der Laserstrahl drei Millimeter in das Gewebe eindringt und dort Temperaturen um die 500 Grad Celsius entwickelt. Mit ihm entkernt der Operateur eine vergrößerte Prostata.

In der Blase wird dann die gutartige Geschwulst zerkleinert. Abgetrenntes, herausgespültes Gewebe lässt sich nach dem Eingriff auf Krebs untersuchen. Bezüglich der erwünschten Wirkungen – Erhöhung des Harnflusses, Senkung des Restharns und Minderung der Beschwerden – hat die Laser-OP den Vorteil, dass sich große Gewebemengen – wie bei der offenen Operation – entfernen lassen; trotzdem kann der Katheter bereits nach ein oder zwei Tagen entfernt werden. Die Technik setzt sich nur deshalb zögernd durch, weil die Anschaffung dieses Lasers teuer ist und weil es lange dauert, bis der Operateur das Verfahren einwandfrei beherrscht.

Bei der Laser-Vaporisation werden eng begrenzte Gewebebezirke verdampft. Die Größe der zu behandelnden Prostata sollte dabei 40 bis 60 Milliliter nicht überschreiten. Unter den unterschiedlichen Verfahren ist die Greenlight-Laser-Vaporisation am bekanntesten. Die Laserfaser wird hierbei durch das Endoskop in die prostatische Harnröhre vorgeschoben. Sie erzeugt Temperaturen um 300 Grad Celsius an der Gewebeoberfläche und dringt millimetertief ein.

Einen Vorteil stellt auch hier der geringe Blutverlust dar. Bei erhöhtem OP-Risiko hat sich diese Methode bewährt. Harnfluss, Restharn und Beschwerden verbessern sich fast so gut wie nach einer Abhobelung. Eine Behandlung mit Laser-Vaporisation dauert jedoch länger.

Welche Nachteile hat die Laservaporisation?

Nach der Behandlung kann es zu Harnverhalt kommen, wenn sich das verdampfte Gewebe langsam abstößt. Daher soll man auch länger einen Katheter tragen. Überdies wird bei dem Verfahren kein Gewebe zur Untersuchung gewonnen.

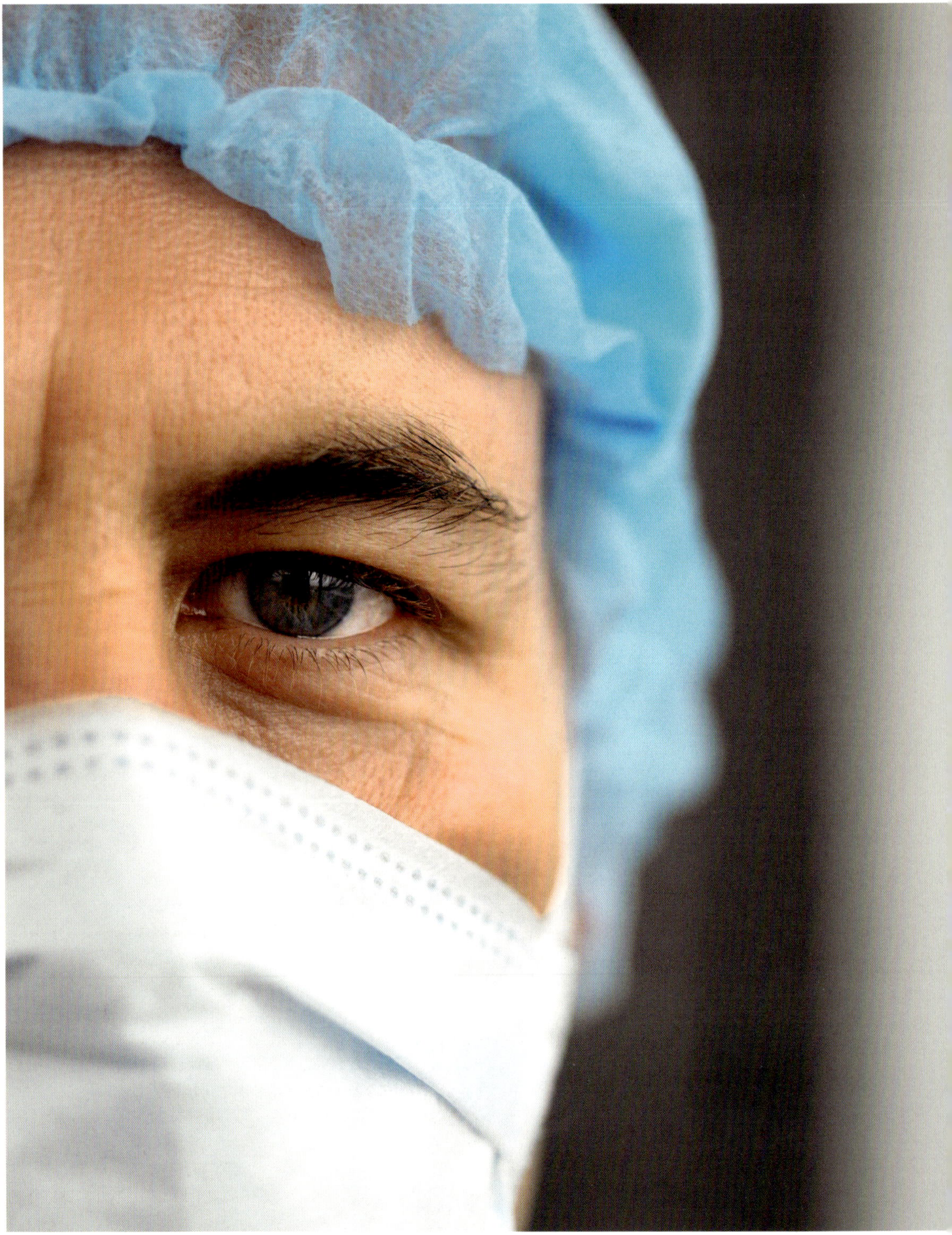

DIE BÖSARTIGE VERÄNDERUNG

Ein großer Teil der Männer trägt, ohne es zu wissen, einen Krebsknoten in der Prostata. Zum Glück wachsen die meisten Knoten zeitlebens nicht oder nur sehr langsam. Welche harmlos bleiben und welche nicht, lässt sich nicht immer vorhersagen. Prostatakrebs kann mit einer Radikaloperation oder Strahlenbehandlung geheilt werden, wenn er noch nicht die Prostatakapsel befallen hat.

BASISWISSEN PROSTATAKREBS

In diesem Kapitel soll es um Fragen gehen wie diese: Wie entsteht Prostatakrebs? Kann ich mich irgendwie davor schützen? Hilft es mir, wenn ich den PSA-Test zur Früherkennung mache? Falls Prostatakrebs festgestellt wird, muss ich mich dann in jedem Fall der Radikaloperation unterziehen? Welche Behandlungsmöglichkeiten gibt es und welche sind die besten für mich?

Orientierung hilft gegen Angst und Unsicherheit und sorgt im Falle des Falles für bessere Entscheidungen. In dem Gestrüpp der Fragen und Fakten führt der rote Faden von biologischen Grundlagen durch das Für und Wider des PSA-Tests, durch Überwachungsstrategien und die verschiedenen Behandlungsverfahren. Die Überwachungsstrategien sind wichtig, weil längst nicht jeder Prostatakrebs behandelt werden soll. Der rote Faden leitet weiter zu Reha, Nachsorge, Partner und soziale Unterstützung, schließlich zur Vorbeugung.

Muss ich mich damit beschäftigen?

Selbstverständlich hat ein Mann die Freiheit zu sagen, das Thema gehe ihn nichts an, solange er keinen Krebs hat. Es ist ganz normal, dass man das eigene Risiko im Leben ausblendet. Es hilft einem, wenn man optimistisch ist. Schließlich erkrankt ja auch nur ein kleiner Teil der Männer an einem gefährlichen Prostatakarzinom. Jedoch kann das Thema einen jederzeit einholen. Dann ist es gut, wenn man ein paar Dinge bereits weiß. Und wer gesund ist, kann etwas dafür tun, dass es so

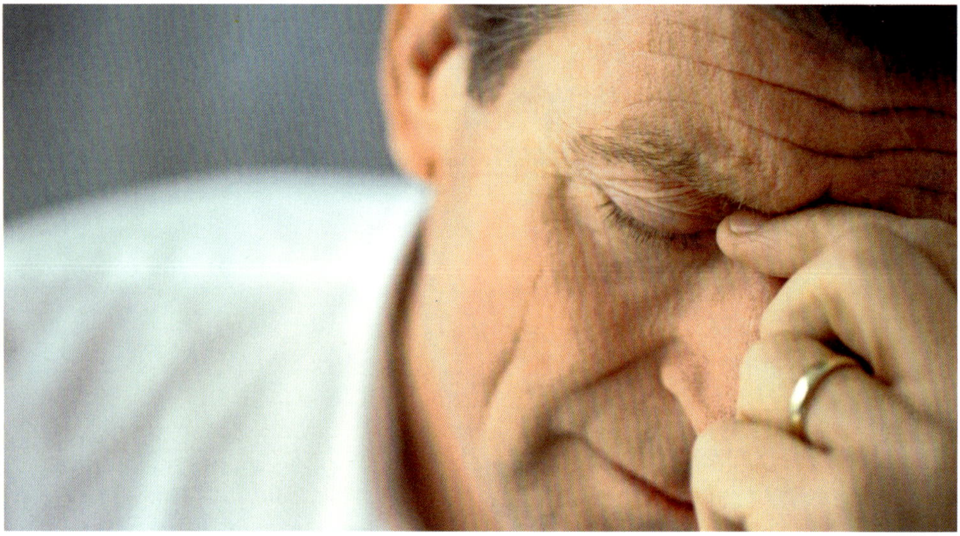

bleibt. Er kann sich zumindest ein wenig vor Krebserkrankungen und anderen Erkrankungen schützen.

Diagnose Prostatakrebs

Die Diagnose Prostatakrebs löst bei jedem Mann erst einmal Panik aus. Hoffentlich leistet jetzt ein vertrauter Mensch emotionale Erste Hilfe. Die Panik ist zu einem recht großen Teil Angst vor dem Unbekannten. Hat man aber nach einer gewissen Zeit die Schockstarre überwunden und sich so weit erholt, dass man wieder vernünftig denken und handeln kann, dann ist man vielleicht von Unruhe und Neugier getrieben, um zwei Schätze des Wissens zu bergen: den über Prostatakrebs und den über den eigenen Fall.

Männer, die die Diagnose Prostatakrebs wie ein Hammerschlag traf und die die Erkrankung bereits durchgemacht haben, raten Betroffenen dazu, die Panik zu überwinden und sich unbedingt nach und nach Wissen über die Krankheit und die Behandlungsmöglichkeiten anzueignen.

Wissen ermöglicht Mitreden und Mitbestimmen.

Wissen macht die eigene Erkrankung verständlich.

Das allgemeine Wissen über Prostatakrebs und die speziellen Daten über den eigenen Fall sowie die Erfahrung der Erkrankung machen jeden Betroffenen zum einmaligen Experten.

Die stets wiederkehrende Frage nach der Erstdiagnose lautet: Wie bedrohlich ist die Lage? Wichtig zum Durchhalten ist eine ganz bestimmte Einstellung, die auf wenigen Gewissheiten beruht: Die Zukunft ist offen, lässt Raum zu hoffen.

Konkret: Der Verlauf meiner Erkrankung ist nicht fest vorprogrammiert, sondern offen. Mein Tumor mag über meine Geschichte mitbestimmen, aber noch habe ich mich in der Hand. Es gibt keinen Grund, der mich zwänge, die Bestimmung über mein Leben ganz aus der eigenen Hand zu entlassen.

Krebserfahrene warnen davor, vor lauter Schwarzseherei nach der Diagnose die eigenen Möglichkeiten zu unterschätzen. Denn heute stehen mehr bewährte Verfahren der Überwachung und Behandlung von Prostatakrebs zur Verfügung als jemals zuvor.

Der Patient muss unbedingt wissen, dass es Chancen gibt und dass er sie ergreifen oder links liegen lassen kann.

Die Diagnose Prostatakrebs trifft einen Mann schwer.
Hoffentlich leistet jetzt eine vertraute Person emotionale Erste Hilfe.

Wie reagiert man am klügsten?

Es ist nicht nur Wunschdenken, sondern durchaus möglich, dass ein Mann an seinem Behandlungsergebnis mitwirkt. Er kann gemeinsam mit dem Arzt und dem medizinischen Personal an einem Strang ziehen.

Dafür sollte er drei Dinge beachten.

- Erstens verschafft er sich Wissen über seine Erkrankung. Wissen ermöglicht es ihm, dass er sich gegenüber dem Arzt und Personal weniger ängstlich und unsicher äußert.
- Zweitens gibt er die Verantwortung, so weit er sie für seinen Körper trägt, nicht aus der Hand. Er lässt sich nicht im Stich.
- Drittens nimmt er nach sorgfältiger Beratung und nach eigener Überzeugung einen maßgeschneiderten Behandlungsplan an.

Ein Mann, den es getroffen hat, lässt sich nicht gehen, sondern behält die Regie über sein Leben in der Hand, auch wenn der Gestaltungsraum schrumpft. Nimmt er überdies gemeinsam mit der Partnerin oder mit einem vertrauten Menschen die Herausforderung an, erhält er immer wieder frischen Wind in die Segel. Überdies kann er im Bestehen der Gefahr und im Leben mit der Erkrankung Anerkennung gewinnen.

Wertvolle Notizen

Es ist hilfreich, dass Sie die Entwicklung Ihres Krankheitsfalles kontinuierlich aufzeichnen. Sie können Ihre Krankengeschichte in Form eines Tagebuchs aufschreiben oder wie ein Logbuch auf einer ungewissen Schiffsreise – auf der Sie gleichwohl mitsteuern, wenn sich der Kurs ändert. Eine solche Aufzeichnung ermöglicht es Ihnen zunächst, dass Sie sich selbst und Ihre momentane Situation von außen sehen und dass Sie Ihre Krankengeschichte sich selbst und anderen – vor allem Ihrem Arzt – erzählen.

Was brauche ich dafür?

Zu diesem Zweck benötigen Sie alle Daten, Fakten und Informationen über Ihren Fall. Daher bitten Sie jeweils nach Untersuchungen und Behandlungen um Kopien der Untersuchungsergebnisse und Berichte. Am besten sortieren Sie alle Kopien, Informationen und eigenen Notizen in Aktenordnern nach Stichwörtern wie Labor, pathologische Befunde, Beratungsgespräche, Strahlentherapie.

Vielleicht wird Ihr genauer, chronologischer Krankenbericht einmal interessant für andere Krebspatienten sein, die Sie kennenlernen. Daneben bauen Sie Ihr Archiv des allgemeinen Wissens über Prostatakrebs auf. Über dieses Thema finden Sie in öffentlichen Bibliotheken und im Buchhandel allgemein verständliche, wissenschaftliche Bücher, wie eben auch das vorliegende Buch (siehe auch Literatur Seite 138). Die Deutsche Krebshilfe versendet auf Anfrage eine evidenzbasierte Patientenleitlinie, die Sie in verständlicher Sprache über den aktuellen Stand der Prostatabehandlung informiert. Zudem unterstützt sie Sie dabei, im Gespräch mit

Ärzten die richtigen Fragen zu stellen, ermutigt Sie zu Beratungen und Entscheidungen und weist auf Beratungsangebote hin. Selbsthilfegruppen und einzelne Betroffene geben gern ihre Empfehlungen und Erfahrungen mit Literatur weiter (siehe Service, Adressen Seite 136).

Haben Sie Basiswissen über Prostatakrebs sowie erstes Wissen über Ihren Fall erworben, können Sie bereits viel selbstbewusster und interessierter mit Ihrem Arzt reden. Jetzt können Sie sich mit ihm sachlich angemessen über die Frage verständigen, mit welcher Strategie man am besten auf die momentanen Herausforderung antwortet.

Darüber hinaus sollen Sie sich auch auf Ihr eigenes Gespür verlassen. Fühlen Sie sich nicht wohl beim Gedanken an eine mögliche Behandlung, sollten Sie ruhig genau nach den Gründen dafür forschen. Dabei mag es helfen oder ein gutes Gefühl hinterlassen, wenn Sie mit Ihrem Partner oder einem Vertrauten darüber sprechen.

Männerkrebs

Prostatakrebs ist die häufigste Krebserkrankung der Männer, jede fünfte Krebserkrankung befällt die Vorsteherdrüse. Jährlich werden in Deutschland rund 58 000 Neuerkrankte verzeichnet, und 12 000 sterben daran. Gleichwohl ist der häufigste Krebs bei Männern nicht der gefährlichste. Lungen- und Darmkrebs erliegen jeweils mehr Männer als dem Krebs der Prostata.

Man schätzt, dass jeder zweite Mann über 50 Jahren eine meist kleine bösartige Geschwulst in der Prostata entwickelt. Demnach geht allein in Deutschland die Zahl der unwissenden Prostatakrebs-Träger in die Millionen. Seit ungefähr 15 Jahren führt allerdings der PSA-Test bei immer mehr Männern zur Entdeckung kleiner Krebsknoten. Doch längst nicht jeder Knoten verwandelt sich einmal in einen behandlungsbedürftigen Tumor. Die Mehrzahl bleibt harmlos. Überdies findet man bei Obduktionen an Männern, die nicht an Prostatakrebs verstorben sind und nicht einmal Krebspatienten waren, häufig Prostatatumoren. Diese Tatsachen führten zu der Aussage:

Man stirbt mit Prostatakrebs, aber nicht an ihm.

Wenn im Haustier das Raubtier erwacht

Ein weitverbreiteter Irrtum ist die Vorstellung, dass jeder Krebs einen früher oder später umbringen wird, wenn man nicht vorher ihn, den Tumor, tötet. Der ehemals populäre Arzt und Krebsexperte Julius Hackethal, der selbst einer Prostatakrebserkrankung erlag, verglich ein Prostatakarzinom mit einem Haustier, mit dem man zusammenlebt und auf das man ein Auge hat. Hackethal ging es vor allem darum, dass Männer sich mit einem kleineren Prostatatumor, der nicht aggressiv ist und womöglich nicht aggressiv wird, arrangieren und vertragen und ihn nicht als einen Feind ansehen, der vernichtet werden müsse. Richtig ist aber auch, dass manche Haustiere, warum auch immer, als seien sie mit der Tollwut angesteckt, sich in lebensgefährliche Raubtiere verwandeln. In dem Fall gilt es sie zu vernichten. Bei fortgeschrittenem Prostatakrebs ist das nicht mehr möglich. Mit einem Haustier-Krebs und oft auch mit einem Raubtier-Krebs kann aber ein alter Mann noch Jahre leben und besser leben, als wenn er einen verlustreichen Kampf mit Skalpell oder Strahlen gegen ihn begänne, den er in den meisten Fällen nicht gewinnen kann. Leider gibt es aber auch Tumoren, die sich rasch im Körper ausbreiten und das Leben bedrohen. Sie versucht man dann doch noch aufzuhalten.

Welche Geschwülste bleiben harmlos und welche nicht?

Die Frage nach der Gefährlichkeit einer Geschwulst ist die Frage nach dem Heiligen Gral. Auf den ersten Blick gibt es drei Typen bösartiger Geschwülste:

- Da sind kleine Knoten und Gewebeveränderungen, die weder zu tasten noch mit Ultraschall zu sehen sind. Sie werden zufällig bei einer Gewebeuntersuchung entdeckt, zum Beispiel bei der Behandlung einer gutartigen Vergrößerung der Prostata oder in einer Gewebeprobe, die wegen erhöhter PSA-Werte entnommen wurde. Wachsen sie überhaupt? Viele scheinen so zu bleiben, wie sie sind. Sie haben keine gesundheitliche Bedeutung.
- Zweitens gibt es größere Knoten oder Geschwülste, die man tasten und auf dem Bildschirm sehen kann. Auch sie, die sich nur langsam vergrößern, beeinträchtigen und bedrohen die Gesundheit nicht.
- Drittens gibt es schnell wachsende Karzinome – wobei aber Karzinome der Prostata langsamer wachsen als andere –, die krebstypisch über ihr angestammtes Organ hinaus in benachbarte Organe einwachsen. In manchen Fällen engen sie dadurch den Blasenhals und die Harnröhre ein und rufen so Beschwerden beim Wasserlassen hervor. Sie haben die Neigung, Tochtergeschwülste zu bilden, die sich in Lymphknoten und vorzugsweise in den Beckenknochen absiedeln. Sie sind lebensgefährlich.

Aus einem millimetergroßen Knoten kann jederzeit ein größerer, langsam wachsender Knoten entstehen. Aus ihm wiederum kann ein schnell wachsender Tumor werden. Kann, muss aber nicht. Die Entwicklung bleibt oft in einem frühen Stadium stehen. Es lässt sich bedauerlicherweise nicht vorhersagen, ob und wann eine weitere Veränderung eintreten wird.

Krebs, krebser, am krebsesten

Was ist eigentlich eine bösartige Geschwulst, ein bösartiger Tumor oder ein Karzinom? Die drei Begriffe meinen im Kern das Gleiche. Im Gegensatz zu einem gutartigen Tumor wächst ein bösartiger, also eine Krebsgeschwulst, in benachbarte Organe ein. Überdies streut er, das heißt, er bildet Tochtergeschwülste (Metastasen), die sich anderswo absiedeln,

BILD 1 + BILD 2 + BILD 3
Unter dem Mikroskop zeigen sich für das geschulte Auge die Veränderungen der differenzierten Zellen zu Tumorzellen.

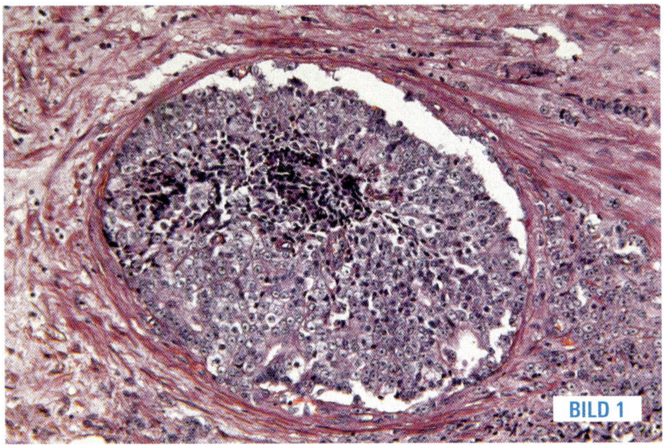
BILD 1

beispielsweise in Lymphknoten. Die Zellen eines bösartigen Tumors erfüllen nicht mehr ihre ursprüngliche Aufgabe im Organ und verwandeln sich gleichsam in unprogrammierte Zellen zurück.

BEISPIEL

Ein Beispiel soll das veranschaulichen. Ein kleines Karzinom in der Prostata ist aus einer einzigen Drüsenzelle hervorgegangen. Diese Ausgangszelle verlor gleichsam ihren Job, Drüsensekret zu produzieren. Sie verwandelte ihre Gestalt und war nicht mehr als Drüsenzelle zu erkennen. Es war beinahe so, als liefe der Film rückwärts. Die erwachsene, ausgebildete Drüsenzelle verwandelte sich wieder in eine undifferenzierte, quasi kindliche Zelle zurück. Die Ursachen hierfür sind eines der größten Rätsel der Zellbiologie und Krebsforschung. Fatalerweise begann die entdifferenzierte Zelle sich zu teilen und bildete erst zwei, dann vier, dann acht … dann Millionen Tochterzellen. So wuchs ein Knötchen aus Zellen heran, das nun keine Funktion für den Organismus erfüllt. Im Gegenteil, es lebt wie ein Parasit. Solange das Knötchen klein bleibt, weil die Zellen sich sehr langsam teilen, ist das kein Problem.

Ein Prostatakarzinom, das sich vergrößert, zerstört meist nicht einmal komplett das Organ, das es beherbergt. Die Prostata besitzt noch genügend Einzeldrüsen, um Sekret zu bilden. Ein Karzinom macht lange nicht zeugungsunfähig, nicht impotent. Etwas anderes ist viel gefährlicher. Ein kritischer Punkt wird erreicht, wenn es in die Prostata-Kapsel einwächst. In diesem Stadium kann selbst eine Entfernung der Prostata nicht mehr alle Krebszellen beseitigen. Auf der nächsten Stufe wächst das Karzinom dann in einem Nachbarorgan oder -gewebe weiter, zum Beispiel im Blasenhals, im Schließmuskel oder im Enddarm. Teile der Geschwulst können sich ablösen, in die Lymphknoten geschwemmt werden und sich dort ansiedeln. Tochtergeschwülste besiedeln bevorzugt die Beckenknochen und die Wirbelsäule. Die Zellen eines weit fortgeschrittenen Karzinoms verfolgen anscheinend nur ein Ziel: sich zu vermehren wie Parasiten oder Keime. Dafür bringen sie am Ende sogar ihren Wirt um – und sterben mit ihm.

Krebszellen und ihr Wachstum im Zellverband lassen sich nach Graden der Bösartigkeit unterscheiden. Daher werden Zellen und Tumoren nach einem System klassifiziert. Zu diesem Zweck muss Prostatagewebe entnommen und unter dem Mikroskop untersucht werden (siehe Kapitel „Untersuchungen der Prostata, Seite 113). Eine solche Klassifizierung ist

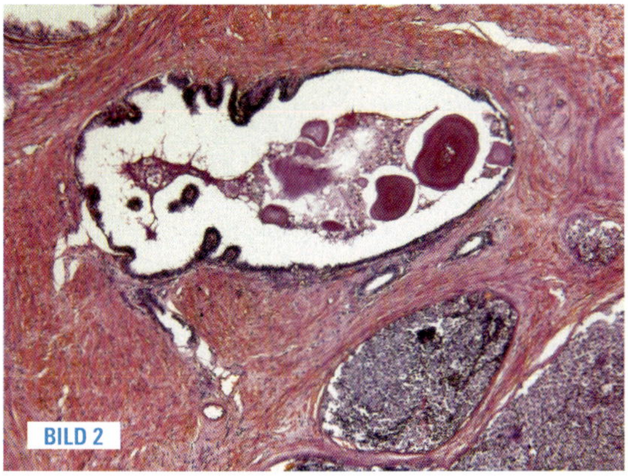
BILD 2

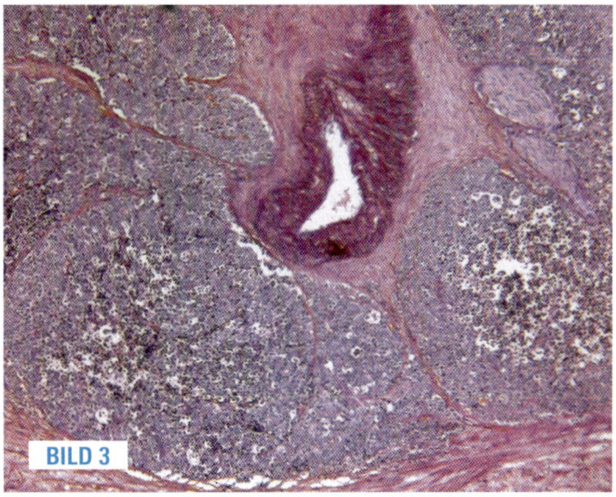
BILD 3

sinnvoll und nützlich. Denn für unterschiedliche Zellen und Tumoren empfehlen ärztliche Leitlinien die passenden Strategien.

Außer einer mikroskopischen Analyse werden inzwischen auch Verfahren wie die DNA-Zytometrie (siehe Seite 125) eingesetzt, um den Grad der Bösartigkeit einzuschätzen.

Ursachen im Dunkeln

Wo liegen die Ursachen von Prostatakrebs? Forscher suchen seit Jahren nach den Auslösern. Sind es die Gene? Ja, aber nur bei einem kleinen Teil der Erkrankten. So viel ist klar: Hat oder hatte der Vater oder ein Bruder Prostatakrebs, dann liegt das Risiko, dass man auch daran erkrankt, doppelt so hoch wie sonst. Doch Erbanlagen sind nur zum kleineren Teil für die Erkrankung verantwortlich.

Epidemiologen fahnden nach Unterscheidungsmerkmalen der erkrankten Männer.

Was bestimmt über Prostatakrebs?

- Ob man raucht oder nicht? Nein.
- Ob man viel Sex hat oder gar keinen? Nein, soweit es hierzu überhaupt Daten gibt.
- Wie man sich ernährt? Zum Teil, ja. Die Ernährungsweise spielt eine Rolle, wenn auch nicht die Hauptrolle. Sie kann Prostatakrebs begünstigen oder erschweren (siehe unten). Aber weder verursacht die eine Ernährungsweise allgemein Prostatakrebs noch verhindert die andere ihn.
- Es gibt nur ein Merkmal, das auffällig über Prostatakrebs mitbestimmt: das Alter. Neunzig Prozent der Neuerkrankten sind älter als 60 Jahre. Ihr Alter beträgt im Durchschnitt 69 Jahre. Mit zunehmendem Alter steigt das Risiko für die Krebserkrankung.

Tickende Zeitbombe oder offene Zukunft?

Bei der Mehrzahl aller verstorbenen Männer finden Pathologen bei Obduktionen bösartige Tumoren in der Prostata. In ihrem Leben wussten die Verstorbenen nichts davon, und vielleicht war das gut so. Denn sie starben an allen möglichen Ursachen, aber nicht an Prostatakrebs. Die Dunkelziffer der Männer, die ein Prostatakarzinom tragen und dies nicht wissen, überschreitet sicher die Millionengrenze. Sie sind, ohne es zu wissen, ebenso Träger von Prostatakrebs wie diejenigen, bei denen eine bösartige Geschwulst in der Prostata nachgewiesen wurde und die als krebskrank gelten. Vielleicht ist es sinnvoll, in diesen Fällen von Krebsträgern anstelle von Krebskranken zu sprechen. Krebsträger sind Risikoträger. Sie tragen ein erhöhtes Risiko gegenüber Nichtträgern. Das Risiko besteht darin, dass der

Krebs in Zukunft aktiv werden kann und dann die Gesundheit bedroht.

Jeder Krebs hat kleinste Anfänge, die so unscheinbar wie weit verbreitet sind. Krebs entsteht immer und überall. Täglich tauchen irgendwo im Körper Krebszellen auf. Ständig spürt die Immunabwehr welche auf und macht sie unschädlich. Kleinste Krebsherde kommen und gehen. Kritisch aber wird es erst dann, wenn Tu-

INFO **Ein Gedankenexperiment**

Angenommen, man würde bei allen Männern hierzulande Gewebeproben aus der Prostata entnehmen und untersuchen, dann wäre das Ergebnis alarmierend. 40 von 100 Männern, so würde sich womöglich herausstellen, tragen ein Prostatakarzinom. Die meisten Träger wären Senioren, und die meisten Karzinome wären kleine Knoten. Drei von vier Geschwülsten wachsen langsam oder gar nicht, sodass die Männer von einer gefährlichen Krebserkrankung verschont bleiben. Aber bei einem von vier Tumorträgern, also bei einem von zehn Männern insgesamt, beginnt der Tumor irgendwann, oft erst im Alter, zu wachsen. Diese Tatsachen kamen nach großen Zahlen von Obduktionen an verstorbenen Männern jeden Alters ans Tageslicht.

Nach der Untersuchung der Gewebeproben besitzen 40 von 100 Männern bösartige Geschwülste unterschiedlicher Ausdehnung und Grade. Von diesem Wissen hätten nur diejenigen Männer einen Nutzen, deren Karzinom genau den richtigen Grad erreicht hat, um behandelt zu werden. Männer, deren Krebs bereits fortgeschritten ist, können in der Regel nicht mehr geheilt werden. Diese Männer werden früher oder später Beschwerden entwickeln und sich dann ohnehin in Behandlung begeben, die die Erkrankung bremsen kann. Ebenso werden Männer kaum oder nur wenig profitieren, bei denen frühe und früheste Stadien entdeckt werden. Warum? Sie kommen für eine Behandlung nicht infrage, weil viele Knoten, wie gesagt, gar nicht oder nur sehr langsam wachsen. Die Männer müssen ihr Karzinom von nun an alle drei Monate untersuchen und auch regelmäßig Prostatagewebe zur Untersuchung entnehmen lassen. Sie sind dazu verurteilt, darauf zu warten, bis ihr Karzinom behandlungsbedürftig wird, was womöglich nie geschieht.

Drei von vier Karzinom-Trägern bleiben praktisch gesund, weil drei von vier Prostatakarzinomen nicht zu einer wirklichen Bedrohung führen. Es lässt sich jedoch nicht voraussagen, welche Karzinome gefährlich werden und welche nicht. Die Zukunft eines kleinen Prostatakarzinoms ist offen.

moren schnell zu wachsen beginnen. Daher erhebt sich die grundsätzliche Frage, ob und wie es einem hilft, wenn man weiß, dass man Krebsträger ist, das heißt, dass das Risiko, einen aktiven, gefährlichen Tumor zu bekommen, über den Durchschnitt erhöht ist. Es stellt sich hier die gleiche Frage, die auch Gentests aufwerfen, die erhöhte Krankheitsrisiken anzeigen. Wird ein Knoten in der Prostata entdeckt und als bösartig identifiziert, ist man ein Krebsträger. Wenn man Krebs trägt, muss man aber noch lange nicht den Tumor behandeln. Wie hoch liegt jetzt das Risiko, dass man einen aktiven, schnell wachsenden Tumor entwickelt? Hilft es mir, wenn ich weiß, dass ich ein Minikarzinom trage? Kann ich mit dem Wissen Überlebenszeit gewinnen?

Die Antwort auf die letzte Frage lautet: In seltenen Fällen, ja. Doch es gibt einen Preis zu zahlen. Ich muss regelmäßige Untersuchungen, die mit Unsicherheiten und Hoffen und Bangen verbunden sind, sowie Gewebeentnahmen auf mich nehmen. Ich muss mein Haustier, das sich in ein Raubtier verwandeln kann, streng im Auge behalten. Ich muss darauf warten, bis der Tumor reif zur Behandlung ist, was womöglich niemals eintritt.

Vom richtigen Zeitpunkt

Hat ein Mann Beschwerden mit dem Wasserlassen und ein Karzinom steckt dahinter, so handelt es sich meist um fortgeschrittenen Krebs, der wohl noch zu behandeln, aber nicht mehr zu heilen ist. Erst recht gilt das, wenn ein Mann starke Knochen- und Rückenschmerzen hat, die er zunächst auf sein Alter schiebt. Oft stellt sich heraus, dass Tochtergeschwülste eines Prostatakarzinoms sich in den Beckenknochen und in der unteren Wirbelsäule abgesiedelt haben und die Schmerzen verursachen. Denn Prostatakrebs streut besonders häufig in die Knochen. Natürlich kann man noch behandeln, doch das Fortschreiten der Erkrankung lässt sich nur eine Zeitlang aufhalten, nicht mehr komplett anhalten.

Dennoch profitiert man von einer Entdeckung eines Frühstadiums des Prostatakrebs vielleicht weniger als erwartet. Wird ein kleiner Knoten in der Vorsteherdrüse nachgewiesen, darf man weder gleich die Operation noch eine Bestrahlung der Prostata mit Risiken und möglichen Schäden durchführen. Man wird abwarten müssen. Es wäre unverhältnismäßig, die Prostata zu entfernen oder hart zu bestrahlen. Man schießt nicht mit Kanonen auf Spatzen, erst recht nicht, wenn die Spatzen auf dem eigenen Kopf sitzen. Die Risiken und Schäden einer radikalen Operation oder Strahlentherapie sind viel zu groß für ein stilles, kleines Karzinom, zumal sich nur eine Minderheit von ihnen zu gefährlichen Karzinomen entwickelt.

Nur wenn ein Karzinom gleichsam dabei ertappt wird, wie es schnell wächst und sich in einem oder beiden Seitenlappen der Prostata ausbreitet, aber noch nicht die Kapsel angegriffen hat, lässt sich maximaler Gewinn aus einer Behandlung

TREFFSICHERHEIT DES PSA-TESTS

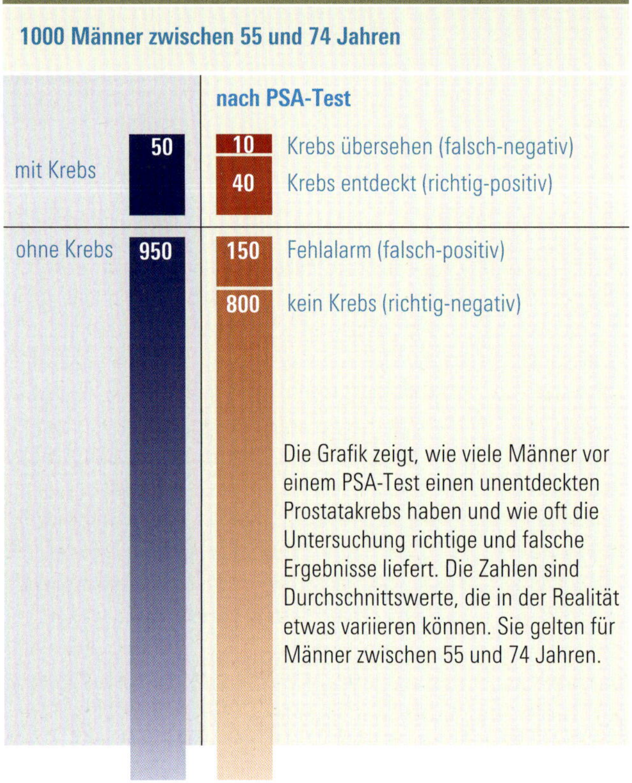

Die Grafik zeigt, wie viele Männer vor einem PSA-Test einen unentdeckten Prostatakrebs haben und wie oft die Untersuchung richtige und falsche Ergebnisse liefert. Die Zahlen sind Durchschnittswerte, die in der Realität etwas variieren können. Sie gelten für Männer zwischen 55 und 74 Jahren.

ziehen. Männer, die das Glück haben, zu diesem Zeitpunkt untersucht zu werden, können ihr Leben mit einer Behandlung am ehesten verlängern oder sogar retten. Zu diesem Zeitpunkt lohnt sich eine Behandlung, die das Ziel hat zu heilen, am meisten.

Der Krebsmarker PSA

Die Tastuntersuchung – eine der grundlegenden Untersuchungen durch den Urologen – erwischt nur Tumoren ab einer bestimmten Größe, die zudem so liegen, dass sie überhaupt tastbar sind (siehe Kapitel „Die Untersuchungen der Prostata", Seite 113). Wenn der Arzt eine verdächtige Verhärtung tastet – man spricht von einem positiven (!) Tastbefund –, geht er dem Verdacht zunächst mit dem einfach durchzuführenden PSA-Test aus einer Blutprobe nach. Ein hoher PSA-Wert verstärkt den Krebsverdacht. Letzten Aufschluss bringt aber immer erst die Gewebeentnahme mit nachfolgender feingeweblicher Untersuchung. Da die Entnahme von Prostatagewebe mit Stanzbiopsie bereits einen operativen Eingriff mit gewissen Risiken darstellt, führt man sie nur bei einem begründeten Verdacht auf ein Karzinom durch. Einen begründeten Verdacht liefert häufig der PSA-Test.

Was zeigt der PSA-Test an?

Der PSA-Test misst einen Eiweißstoff der Prostata im Blut, das prostataspezifische Antigen (Abk. PSA). PSA wird vermehrt produziert, wenn sich ein Karzinom gebildet hat, aber auch bei Entzündungen und

Reizungen der Drüse. Werden Normwerte überschritten, fällt der Verdacht auf ein Prostata-Karzinom oder auf eine andere Ursache. Einen klaren Nutzen ziehen die Männer aus PSA-Messungen, die ein bereits nachgewiesenes Karzinom überwachen wollen. In diesem Fall zeigen gleichbleibend niedrige PSA-Werte hinreichend zuverlässig an, dass der Krebs inaktiv ist, gleichsam schläft, während plötzlich ansteigende Werte den dringenden Verdacht liefern, dass der Tumor aktiv geworden ist und die Krebszellen sich vermehrt haben (siehe auch Glossar, PSA-Verdopplungszeit). Ebenso unbestritten profitieren Männer von PSA-Tests, die eine Operation oder Strahlenbehandlung hinter sich haben und nun mit Nachsorgeuntersuchungen feststellen wollen, ob der Krebs tatsächlich restlos beseitigt wurde oder aber wiederkehrt.

Dagegen ist der Nutzen von PSA-Tests zum Zwecke der Früherkennung von Prostatakrebs fraglich, auf jeden Fall begrenzt. Große Hoffnungen, die der PSA-Test anfangs geweckt hatte, wichen der Ernüchterung. Heute streitet ein Teil der Experten einen klar erkennbaren Nutzen ab.

Problematisch ist es auch, dass viele Urologen den Test breit anbieten, ohne genügend darüber aufzuklären, dies ergab unter anderem eine Untersuchung der Stiftung Warentest. Da der PSA-Test eine individuelle Gesundheitsleistung (IGeL) ist, die aufgrund ihres bisher nicht ausreichend nachgewiesenen Früherkennungsnutzens nicht in den Leistungskatalog der gesetzlichen Krankenkassen aufgenommen wurde, dient er auch als zusätzliche Einnahmequelle der Ärzte.

Schwachstelle Nummer eins: Der PSA-Test spricht nur auf vier Fünftel aller Prostatakarzinome an. Bei jedem fünften Krebsfall misst der Labortest keinen erhöhten Wert.

Schwachstelle Nummer zwei: Der Test reagiert falsch positiv, das heißt, er misst erhöhte Werte, wenn PSA aufgrund einer (verborgenen) Prostataentzündung, Harnweginfektion, Reizung oder Durchblutungsstörung erhöht ist. Biopsien haben ergeben, dass nur einer von vier Männern mit erhöhtem PSA-Spiegel ein Prostatakarzinom trägt. In der Praxis führt der Test zu vielen überflüssigen Gewebeentnahmen (Biopsien), die aufwendig und nicht ganz ohne Risiken sind.

Die zweite Schwachstelle ist aber nur zum Teil ein Mangel der Methode. Der Test misst die Substanz PSA im Blut, die entweder aufgrund eines Karzinoms oder aufgrund einer anderen Verletzung oder Reizung über die Norm erhöht ist. Der PSA-Wert lügt nicht. Er gibt zuverlässig einen normalen oder erhöhten PSA-Spiegel an. Zu häufig werden nach der Messung aber Biopsien zum Nachweis eines Karzinoms durchgeführt.

Begrenzte Treffsicherheit

Die begrenzte Treffsicherheit des PSA-Tests stellte Stiftung Warentest in einer Säulengrafik im Buch über Früherkennung dar (siehe Seite 68 und Literatur).

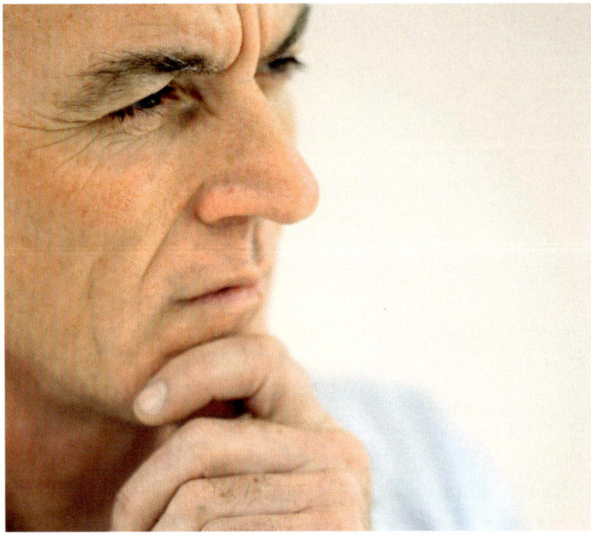

In dem hypothetischen Beispiel besitzen 50 von 1000 Männern im Alter zwischen 55 und 74 Jahren ein Prostatakarzinom, 950 haben kein Karzinom. Statistisch betrachtet führen PSA-Tests zu folgenden Ergebnissen: Bei 150 von 950 Nichtträgern (knapp 16 Prozent) schlägt der PSA-Test an, obwohl die Männer nach Biopsiebefunden kein Karzinom haben. Unter den 50 Männern, die tatsächlich ein Karzinom tragen, versagt der PSA-Test in 10 Fällen. Das heißt, bei einem Fünftel übersieht der PSA-Test ein Karzinom. Das bestätigt auch die gemeinsame Internet-Plattform PSA-Entscheidungshilfe der AOK, der Universität Bremen und des Deutschen Krebsforschungszentrums (www.psa-entscheidungshilfe.de). Bei 20 von 100 Männern, die ein Prostatakarzinom tragen, heißt es dort, werde ein normaler PSA-Wert gemessen.

Europäische Studie

Im Jahr 2009 wurden vorläufige Ergebnisse der bislang größten Untersuchung über die Eignung des PSA-Tests zur Früherkennung von Prostatakrebs veröffentlicht. An der europäischen Studie nahmen mehr als 162 000 Männer im Alter zwischen 55 und 70 Jahren teil. Eine Hälfte machte alle 4 Jahre PSA-Tests, die andere Hälfte, die Kontrollgruppe, nicht. Einziger Schwachpunkt: Nicht alle Männer der PSA-Gruppe machten PSA-Tests, sondern nur 82 von 100, und nicht alle Männer der Kontrollgruppe verzichteten auf PSA-Tests, sondern nur 80 von 100.

Das Ergebnis: Nach 9 Jahren waren in der PSA-Gruppe 29 von 10 000 Männern an Prostatakrebs gestorben und in der Kontrollgruppe 36 von 10 000. Das heißt, PSA-Tests hatten die Sterblichkeit an Prostatakrebs um 7 von 10 000 gesenkt. Das ist als Nutzen zu betrachten. Dem Nutzen standen aber Nachteile in Form von Überdiagnosen gegenüber. In der PSA-Gruppe gerieten 820 von 10 000 Männern unter falschen Krebsverdacht, der mit einer Gewebeentnahme (Biopsie) widerlegt wurde. In der Kontrollgruppe waren es nur 480 Personen. Die PSA-Tests führten demnach in 340 von 10 000 Fällen zu zusätzlichen überflüssigen Biopsien, die andernfalls nicht durchgeführt worden wären. Zudem gab es Tote trotz der Früherkennungsmaßnahmen. Stellt man rein rechnerisch Nutzen und Kosten gegenüber, so ergibt sich: Um einen Mann vor dem Tod

Das Funktionieren seines Körpers managen oder die Dinge laufen lassen? Manche Menschen hören auf feine Signale ihres Leibes.

durch Prostatakrebs zu retten, müssen zusätzlich 49 Männer überflüssige Biopsien über sich ergehen lassen. Man kann nun unterschiedlicher Ansicht sein, ob die Bilanz zwischen Nutzen und Kosten positiv, negativ oder gleich null ausfällt. Selbst wenn der Nutzen die Kosten überwiegen sollte, wäre der Gewinn doch eher bescheiden, oder was meinen Sie?

BIOPSIE MIT VORSICHT

Ein mündiger und aufgeklärter Patient besteht darauf, dass sein erhöhter PSA-Spiegel zunächst mit Wiederholung der Messung, Befragung und Untersuchungen abgeklärt wird. Ob eine Biopsie zum Nachweis eines Karzinoms gemacht wird, hat letztlich er in der Hand.

Es ist wissenschaftlich nicht geklärt, ob eine verbreitete Anwendung des PSA-Tests zu einer verlängerten Überlebenszeit führen würde. In der Fachwelt gibt es entschiedene Befürworter wie Kritiker. So ist Michael Stöckle, leitender Urologe der Universitätsklinik des Saarlandes, überzeugt, dass er durch konsequentes PSA-Screening (Screening, siehe Glossar) sein individuelles Risiko, an Prostatakrebs zu sterben, um 80 Prozent senken könne. Er räumt dabei ein, dass seine Hypothese nicht zu beweisen, aber auch nicht zu widerlegen sei. Demgegenüber hält Prof. Dr. Windeler, Leiter der IQWiG (Insitut für Qualität und Wirtschaftlichkeit im Gesundheitswesen) den PSA-Test zur Vorsorge für zwiespältig. Einem kleinen Gewinn ständen Kosten in Form von Überdiagnosen und Überbehandlungen gegenüber.

Entscheidung des Patienten

Als Patient sollten Sie wissen, worauf Sie sich einlassen, wenn Sie den Test zur Früherkennung machen. Sie sollten bereit sein, die mit einem auffälligen PSA-Wert einhergehende Angst und Unsicherheit zu ertragen. Die PSA-Bestimmung ist nur sinnvoll, wenn Sie im Falle eines erhöhten Messwertes und nach Abklärung aller möglichen Ursachen zu einer Gewebeentnahme bereit sind. Zudem ist der Test nur nützlich, wenn Sie gegebenenfalls bereit zur regelmäßigen Überwachung eines kleinen Karzinoms sind. Wissen Sie erst einmal, dass Sie in Ihrer Prostata einen kleinen Krebsknoten tragen, dessen Zukunft offen ist, sollten Sie ihn regelmäßig überwachen lassen. Andernfalls könnten Sie keinen praktischen Nutzen aus der Erkenntnis ziehen und Biopsie und PSA-Test wären überflüssig gewesen.

Das Für und Wider des PSA-Tests

Erhöhte PSA-Werte zeigen ein Karzinom oder unbekannte Ursachen an. Unbekannte Ursachen sollten mit verschiedenen Untersuchungen aufgedeckt oder weitgehend ausgeschlossen werden, bevor man eine Biopsie durchführt. Was sind nun die Vor- und Nachteile eines PSA-Tests zur Früherkennung von Prostatakrebs? In entsprechenden Veröffentlichungen der Stiftung Warentest wird auf das Risiko von Überdiagnosen hingewiesen. Zahlreiche

Beim Thema Früherkennung muss jeder selbst die Frage beantworten, ob und wie weit er seine Gesundheit selbst in die Hand nehmen will.

Männer sind Träger von Tumoren, aber nicht krank. Sie müssen in der Zukunft nicht zwangsläufig mit Symptomen erkranken. Der Anteil der Tumoren, die aufgrund von PSA-Tests entdeckt werden, jedoch im Leben keine Beschwerden machen würden, wird auf 30 bis 70 von 100 geschätzt. In der Bilanz werden die Nachteile als erhöht angesehen. Die Abwägung von Nutzen und Kosten fällt negativ aus, weil ein Nutzen nicht erkennbar ist. Die Begründung: Zieht man von null (Nutzen = null) einen gewissen Betrag ab, der die Kosten oder Nachteile repräsentiert, dann ist das Ergebnis negativ.

Fazit

Die Schlussfolgerung aus den Erfahrungen mit PSA-Tests lautet: Der Nutzen des PSA-Tests liegt im Überwachen eines nachgewiesenen Prostatakarzinoms und in der Nachsorge. Aus derzeit vorliegenden Studienergebnissen lässt sich weder ableiten, dass der PSA-Test zur Krebsfrüherkennung geeignet noch dass er dazu nicht geeignet wäre. Sein Hauptnachteil lässt sich jedoch teilweise beheben. Zahlreiche überflüssige Biopsien ließen sich vermeiden, wenn Urologen den Wert zunächst kontrollierten und nach sonstigen Ursachen für erhöhte PSA-Werte

PSA-WERT TESTEN LASSEN ODER NICHT?

Für	Wider
Ein normaler PSA-Wert gibt mir Sicherheit.	Ein normaler PSA-Wert gibt mir Scheinsicherheit, da der Test einen Teil der Karzinome übersieht.
Erhöhte Werte weisen zuverlässiger als Tastbefunde und Ultraschallbilder auf ein Karzinom hin.	Erhöhte Werte geben Anlass zu Biopsien, die in der Mehrzahl den Krebsverdacht zu Fall bringen.
Ein PSA-Test kann zur Entdeckung von Prostatakrebs zum richtigen Zeitpunkt führen, der sich behandeln und heilen lässt.	Wahrscheinlicher ist, dass der PSA-Test aus anderen Ursachen erhöht war und zu unnötiger Beunruhigung führt.
Die Nachteile einschließlich der Geldkosten eines PSA-Tests, 25–36 Euro, sind seinen Nutzen wert.	Die Nachteile einschließlich der Geldkosten sind den Nutzen nicht wert, weil unklar ist, ob der Test die Überlebenszeit verlängert.
Bei regelmäßiger Wiederholung des Tests, der die Veränderungen im Lauf der Zeit feststellt, ist eine Früherkennung von Prostatakrebs möglich.	Wahrscheinlicher ist, dass ein PSA-Test zur Entdeckung eines kleinen Karzinoms führt, das ich regelmäßig, auch mit Biopsien überwachen lassen muss, wenngleich es wahrscheinlich zeitlebens still bleibt.

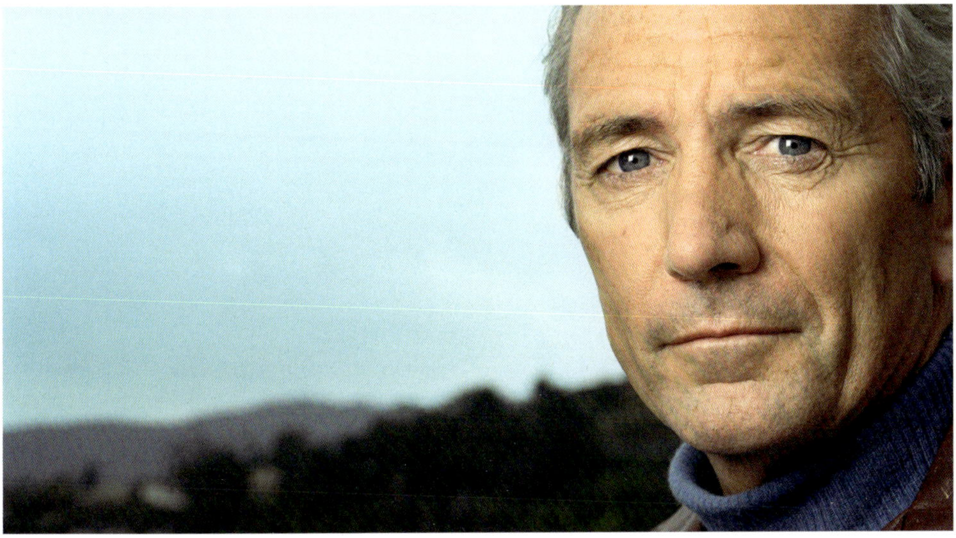

suchten. Ein mündiger und aufgeklärter Patient kann von der Methode profitieren, wenn er sich Wissen aneignet und Mut zu Entscheidungen besitzt.

Manager der eigenen Gesundheit?

Bei den Themen Früherkennung, Bedürfnis nach Sicherheit und Umgang mit Krebs taucht immer wieder die Frage auf, ob und wie weit man seine Gesundheit in die Hand nehmen will.

Die Skala reicht vom Fatalisten, der glaubt, dass er mit seinem Handeln und seinen Entscheidungen kaum oder nur wenig das schicksalhafte Krankheitsgeschehen beeinflussen kann, bis zum Manager der Gesundheit, der sich eigene Gesundheitsziele steckt und sie zu erreichen trachtet. Er verwendet viel Zeit und Arbeit darauf, Informationen über seinen Gesundheitszustand und seine Erkrankung zu sammeln, mit Ärzten zu sprechen und stets optimale Entscheidungen zu treffen. Er lebt gesundheitsbewusst.

Der Fatalist hingegen lässt die Dinge auf sich zukommen. Er lässt sich nur untersuchen und behandeln, wenn Beschwerden auftreten. Der Manager will stets wissen, wie es um ihn steht, um seinen Gesundheitszustand zu kontrollieren. Er trifft ständig Entscheidungen über Untersuchungen, Abwarten oder Interventionen. Zweifellos hat der Manager erheblich größeren Aufwand und mehr Entscheidungen zu treffen. In der Regel hat er auch mehr Sorgen und Ängste, weil er dauernd mit Fragen rund um seine Gesundheit beschäftigt ist. Er fühlt sich stark, weil er überzeugt ist, etwas in der Hand zu haben. Er gestaltet mit und verbessert vielleicht seine Gesundheit. Aber er erträgt Ohnmacht nicht. Was er nicht kann, ist Loslassen, selbst wenn Loslassen besser wäre. Er verkrampft, während der Fatalist seine Möglichkeiten oft unterschätzt. Jeder mag sich fragen, wie weit er eher einer lässig-gelassenen oder aktiv gestaltenden Rolle zuneigt. Zwischen beiden Polen gibt es zahlreiche Mittelwege. So kann jemand auf Empfindungen seines Leibes hören und sich im Einklang mit ihm verhalten. Dazu braucht er sich aber nicht konkrete Sollziele für die Gesundheit zu setzen.

ÜBERDIAGNOSE: ZU WENIG AUFKLÄRUNG

Es gibt zutreffende und nicht zutreffende Diagnosen, Letztere nennt man Fehldiagnosen. Das leuchtet ein. Entweder die Diagnose stimmt oder sie stimmt nicht. Aber Überdiagnosen? Was hat der Begriff zu bedeuten? Etwa dass es zu viele Diagnosen einer Krankheit gäbe, überflüssige Diagnosen oder womöglich schädliche Diagnosen? Der Begriff hat in jüngster Zeit Hochkonjunktur im Zusammenhang mit weitverbreiteten Krebserkrankungen. Überdiagnose will sagen, dass der Nutzen eines Großteils der Diagnosen nicht nur fragwürdig, sondern für die Betroffenen sogar nachteilig sein kann. Denn Überdiagnosen führen wegen der Dynamik des Gesundheitssystems und einem falschen Verständnis aller Betroffenen von der Krebserkrankung leicht zu Übertherapien. Am Beispiel der Übertherapien werden die überbordende Fürsorge und die Nachteile eines am Wettbewerb orientierten Systems deutlich.

Immer mehr Überdiagnosen

Der Begriff Überdiagnosen wird nicht nur in Debatten über die Krebsmedizin verwendet, vielmehr wird seit einigen Jahren auch wissenschaftlich erforscht, wann der Begriff eine Berechtigung hat. Im Mai 2010 erschien dazu ein Artikel in einer medizinischen Fachzeitschrift. Krebs-Überdiagnosen, so H. Gilbert Welch und William C. Black, seien Nachweise solcher Tumoren, die auch ohne jede Behandlung weder zu Krankheitszeichen noch zum Tod geführt hätten. Die Autoren schätzen, dass sich unter 100 Prostatakrebs-Diagnosen, die aufgrund von PSA-Tests und anschließenden Biopsien gestellt werden, 60 Überdiagnosen befinden. Mit anderen Worten: 60 von 100 Männern erhalten eine Krebserkrankung attestiert, obwohl sie in ihrem Leben nicht mit Symptomen erkranken. Sie sind Tumorträger und bleiben gesund! Mit anderen Worten: Sie leben mit einem (Haustier-)Krebs, aber sterben nicht daran.

Zu Überdiagnosen kommt es, wenn drei Voraussetzungen gegeben sind. Es muss erstens eine hohe Anzahl verborgen oder unscheinbar Erkrankter geben. Sie sind Träger eines Tumors, ohne davon zu wissen, weil es keine Krankheitszeichen gibt. Zweitens muss es ein Screening geben, das heißt ein massentaugliches Testverfahren, das man großen Teilen der Bevölkerung anbietet. Schließlich muss es ein schonendes Verfahren geben, um Gewebeproben zu entnehmen, die den Verdacht bestätigen (Prostatabiopsie). Prostatakrebs erfüllt diese Bedingungen. Bei kaum einer anderen Krebsart klaffen die Verbreitung in der Bevölkerung auf der einen und die Sterblichkeit auf der anderen Seite so weit auseinander. Wir wissen das so genau, weil es – im Gegensatz zu anderen Tumoren – Studien gibt, die das durch genügend lange Verlaufsbeobachtungen belegen. Wahrscheinlich ist das

Problem der Überdiagnose auch bei anderen Tumoren relevant, die Inhalt von Früherkennungsprogrammen sind; nur sind dort solche Untersuchungen bisher nicht vorgenommen worden.

Grenzen des PSA-Tests

Wie gesagt, bestätigen Autopsien immer wieder aufs Neue, dass ein großer Teil aller Männer (sogar ein beträchtlicher Teil junger Männer) kleine bösartige Tumoren in der Prostata trägt. Im Vergleich damit ist der Anteil der Männer, die an Prostatakrebs mit Symptomen erkranken, extrem klein. Seit den 1990er Jahren verfügen Ärzte über ein geeignetes Screening-Verfahren. Der einfache PSA-Test kann Prostatakrebs zwar nicht nachweisen, aber er siebt zunächst die Männer aus, die ein erhöhtes Risiko tragen.

An dieser Stelle der Kette handelt es sich noch nicht um eine Überdiagnose. Denn ein Prostatakarzinom ist noch längst nicht nachgewiesen. Eher handelt es sich um einen Überbefund. Denn ein erhöhter PSA-Wert wird nur allzu leicht und allzu voreilig als Indikation für eine Biopsie benutzt. Doch die Mehrzahl der Männer, die einmal zu viel PSA im Blut haben, haben kein Prostata-Karzinom, wie sich nach Gewebeuntersuchungen ergibt. Doch bevor sie den PSA-Wert mit mehreren Kontrollen überprüft haben, nehmen manche Urologen bereits eine Biopsie vor. Dabei besteht kein Anlass zur Eile, sondern lediglich zur Kontrolle. Die am weitesten verbreitete Unterlassungssünde besteht darin, betroffene Männer nicht oder nicht umfassend und eingehend über die Früherkennung von Prostatakrebs aufgeklärt zu haben. Dies aber soll bereits geschehen, wenn ein Mann einen PSA-Test wünscht oder auch nur erwägt. Der Mann hat ein Recht darauf, über die Aussagekraft und die Grenzen des PSA-Tests informiert zu werden. Die aktuelle Leitlinie der Fachgesellschaften fordert, dass Patienten über Früherkennung und Überdiagnosen bei Prostatakrebs aufgeklärt werden. Leider wird das eingehende, unverzichtbare Aufklärungsgespräch von den Kassen völlig unterbewertet.

Allzu schnell und reibungslos findet sich ein Mann im Räderwerk des Gesundheitsbetriebes wieder. Er wird zum Krankheitsfall. Wird ein kleiner Knoten in der Vorsteherdrüse gefunden, ist er mit einem Mal an Krebs erkrankt. In den Akten, in der Statistik, im Gesundheitssystem gilt er von nun an als Krebskranker.

Das Gesundheitssystem hat ihn fest im Griff und lässt ihn nicht wieder los. Dahinter stecken freilich nicht mildtätige oder altruistische Motive, vielmehr, wenig überraschend, ein Gesundheitssystem, das Massen-Erkrankungen mit höchster Effizienz bewirtschaftet. Das Geschäft mit Krankheit und Gesundheit brummt, wenn ständig möglichst viele und aufwendige Untersuchungen und Verfahren durchgeführt werden. PSA-Tests, Biopsien und bildgebende Verfahren werden ebenso am Fließband produziert und abgerechnet wie Operationen, Bestrahlungen und

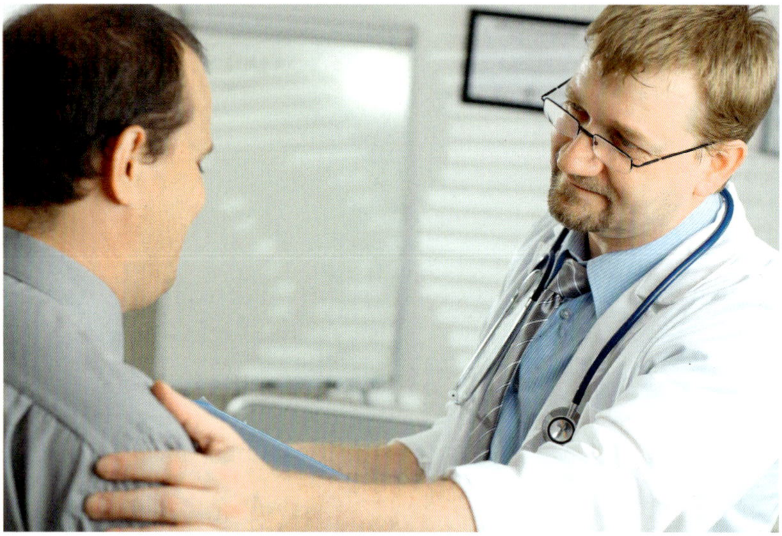

Reha-Maßnahmen. Die Dynamik erzeugt Wachstum um fast jeden Preis. Hinter dem Sog des medizinischen Aktionismus stecken vor allem wirtschaftliche Beweggründe der Beteiligten – mit Ausnahme des Betroffenen. Daher ist es für ihn wichtig, eine Zweitmeinung bei einem anderen Arzt einzuholen.

Problem System?

Aufgrund dieser Situation müssen wir heute die Diagnose Karzinom neu und anders begreifen. Denn: Je früher Krebs nachgewiesen wird, desto wahrscheinlicher handelt es sich um eine problematische Überdiagnose. Das hängt mit der normalen Entstehung von Krebszellen im Organismus zusammen. Nach Untersuchungen und Hochrechnungen entstehen täglich mehrere hundert Krebszellen im Organismus, Zellen, die sich aufgrund von Störungen oder Fehlern bei Kopier- und Lesevorgängen des Zellprogramms entdifferenzieren und vermehren. Der Organismus verfügt über Mechanismen, um Krebszellen zu erkennen und zu vernichten. Ebenso verfügt er über Reparaturen am genetischen Material und an gestörten genetischen Vorgängen. Das tägliche Entstehen und Entfernen einzelner Krebszellen durch Reparaturvorgänge ist normal. Vermutlich kann auch die Entstehung kleiner Krebsknoten als normal gelten. Krebs, der keinen Krankheitswert besitzt, ist um Größenordnungen verbreiteter als krankmachender Krebs. Werden die Diagnose-methoden in Zukunft immer feiner, sodass sie die Anwesenheit jedes noch so kleinen bösartigen Zellhaufens anzeigen, wäre unser Verständnis von der Diagnose einer Erkrankung auf den Kopf gestellt. Die bislang unverzichtbare und entscheidende Diagnose wäre praktisch entwertet. Was hätte sie noch zu bedeuten?

Das Problem liegt nicht im Erstellen möglicher Überdiagnosen für begrenzte Tumoren mit niedrigem Risiko. Denn mögliche Überdiagnosen müssen in Kauf genommen werden, wenn man genau untersucht. Das eine Problem ist die mangelnde Aufklärung der Patienten über diesen komplizierten Sachverhalt. Das andere Problem ist eine Dynamik im Gesundheitssystem, die im großen Maßstab an ökonomischen Interessen von Überdiagnosen zu Übertherapien führt. Beide Probleme sollte der kluge und informierte Patient im Auge behalten.

Überdiagnosen und Übertherapien lassen sich eindämmen, wenn Ärzte mehr aufklären, Patienten mehr nachfragen und wenn ökonomische Interessen nicht die Anzahl von Untersuchungen und Behandlungen erhöht.

DEFENSIVE STRATEGIEN

Was ist zu tun, wenn bei einem Sechzigjährigen ein kleiner, nicht aggressiver Tumor festgestellt wird? Der Entwicklungsweg des Tumors ist offen. Gut möglich, dass die Geschwulst bis zum Lebensende des Mannes nicht oder nur äußerst langsam wächst.

Aktive Überwachung

Es ist aber ebenso gut möglich, dass das stille Karzinom eines Tages, vielleicht erst nach Jahren, sich zu verändern beginnt. Hat man es nicht im Auge, kann es schnell zu spät sein. Denn hat ein Tumor andere Organe wie die Blase oder den Enddarm befallen und Tochtergeschwülste (Metastasen) in den Knochen gebildet, ist eine Heilung praktisch nicht mehr möglich. Eine kleine Krebsgeschwulst in der Prostata lässt sich nicht anders behandeln als mit Radikaloperation, das heißt mit der kompletten Entfernung der Prostata, oder mit Strahlenbehandlung. Nun möchte der Mann sich aber nicht gleich aus vorbeugenden Gründen die Prostata samt Kapsel und Samenbläschen entfernen lassen. Ebenso wie die radikale Prostata-Entfernung ist die Bestrahlung, die den Tumor abtöten soll, ein schwerer Eingriff mit unerwünschten Wirkungen. Da Operation und Bestrahlung mit Verletzungen und Risiken verbunden sind, spricht alles dafür, den Eingriff mit dem Ziel der Heilung aufzuschieben, zumal nicht einmal sicher ist, ob er jemals notwendig wird.

Eine große, rückblickende Studie hat gezeigt, dass Tumoren, deren Zellen noch gut differenziert sind – Gleason-Grad 6 (der Grad beschreibt die Krebsartigkeit der Zellen, siehe Kapitel „Untersuchungen der Prostata", Seite 126) – in vielen Fällen ungefährlich sind. Ob man den Tumor behandelt oder nicht, die Prognose ist in jedem Fall relativ gut. Um Übertherapie zu vermeiden, sollen nach den ärztlichen Leitlinien die Urologen ihre Patienten über die aktive Überwachung (englisch: active surveillance) informieren.

Nur ein geringer Teil der Männer (etwa 10 von 100), die die Diagnose Prostatakrebs erhalten, lässt seinen Prostatatumor regelmäßig überwachen. In Schweden ist die aktive Überwachung das Verfahren der ersten Wahl bei Prostatakrebs. Der Gewinn liegt darin, dass man eine mit Risiken und erheblichen unerwünschten Wirkungen behaftete Behandlung bis auf Weiteres aufschiebt, ohne sich Nachteile einzuhandeln.

Aktive Überwachung zielt auf die Heilung ab und sucht dafür den optimalen Zeitpunkt. Er ist für die Behandlung dann gegeben, wenn der Tumor schnell zu wachsen beginnt und ein Übergreifen auf die Prostatakapsel droht. Erst dann erzielt man mit einer heilenden Behandlung den größten Gewinn. Handelt es sich um einen kleinen Krebsknoten, von dem die Statistik sagt, dass er jahrelang, vielleicht ein Leben lang, still bleiben kann, dann

Von Anglern lernen. Bei der kleinsten Regung greift man ein.

wäre der Nutzen einer Behandlung gegenüber Nichtbehandlung unsicher. Dem unsicheren Nutzen ständen jedoch Risiken und unerwünschte Wirkungen gegenüber. In dem Fall gewinne ich bereits durch bloßes Aufschieben der Behandlung, bis sie eindeutig notwendig wird.

Hält man einen strengen Überwachungsplan mit regelmäßigen Untersuchungen ein, wird man den Zeitpunkt einer womöglich notwendig werdenden Behandlung nicht verpassen. Aktive Überwachung bedeutet vierteljährliche Kontrollen und jährliche Gewebeentnahmen (Biopsien). In den ersten beiden Jahren sollen alle drei Monate PSA-Messungen und Tastuntersuchungen durchgeführt werden. Bleiben die PSA-Werte stabil, reichen danach 6-monatliche Kontrollen aus. Gewebeentnahmen sind alle 12 bis 18 Monate erforderlich.

Wird ein kleiner Tumor entdeckt, ist aktive Überwachung die beste Strategie. Handelt es sich um einen größeren Tumor, dessen Zellen bösartiger sind, dann wird sorgfältig zu entscheiden sein, ob man eine Behandlung noch bis zu einer weiteren Stufe aufschieben kann oder nicht. Die ärztlichen Leitlinien haben die Grenze der Tumorentwicklung festgelegt, bis zu der die Strategie des aktiven Überwachens sinnvoll ist. Die Grenzwerte lauten (siehe auch Kapitel „Die Untersuchungen der Prostata" über Gleason-Grade von Krebszellen und die Klassifizierung von Tumoren, Seite 126):

- Höchstens 10 Nanogramm PSA in einem Milliliter Blut
- Höchster Gleason-Grad 6
- Tumor der Kategorien T1c und T2a in höchstens 2 Stanzen
- Höchstens 50 Prozent Tumorgewebe in einer Stanze.

Verkürzt sich die PSA-Verdoppelungszeit auf weniger als drei Jahre oder verschlechtert sich der Gleason-Grad, raten die ärztlichen Leitlinien dazu, die aktive Überwachung abzubrechen und die gewünschte Behandlung aufzunehmen.

Langfristiges Beobachten

Eine andere Strategie, die leicht mit der aktiven Überwachung verwechselt wird, nennt man langfristiges Beobachten (englisch: watchful waiting). Ein Beispiel für diese Strategie gibt ein 75 Jahre alter

ALLGEMEINER ÜBERWACHUNGSPLAN EINES PROSTATA-KARZINOMS

Zeitraum	PSA-Bestimmungen	Tastuntersuchungen	Biopsien
1. Jahr	alle 3 Monate	alle 3 Monate	alle 12 Monate
2. Jahr	alle 3 Monate	alle 3 Monate	alle 12 Monate
ab 3. Jahr	alle 6 Monate	alle 6 Monate	alle 12 bis 18 Monate

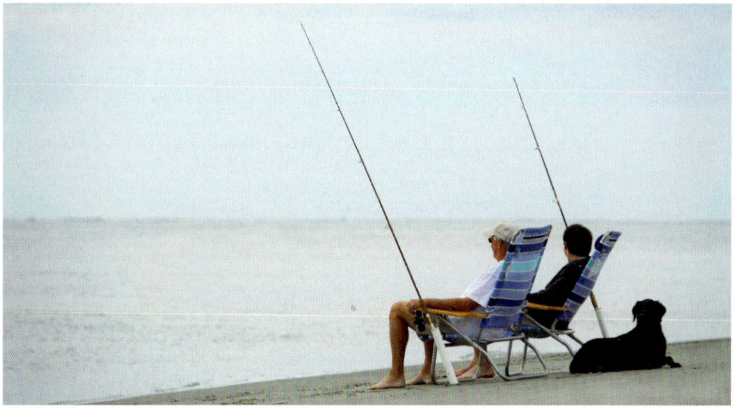

Mann ab, bei dem ein begrenztes Prostatakarzinom nachgewiesen wird. Prostatakrebs wächst sehr langsam. Es kann noch Jahre dauern, bis die Geschwulst groß genug ist, um Beschwerden hervorzurufen. Der 75-Jährige hat statistisch betrachtet noch eine Lebenserwartung von 9,64 Jahren. Es ist sehr unsicher, ob der Tumor für ihn jemals eine Lebensgefahr bedeuten wird. Er wird sich vielleicht nach Beratung und nach Abwägung der Argumente gegen eine belastende Operation oder Strahlenbehandlung entscheiden. Er lässt sich von nun an beobachten. Das Ziel ist es, die Symptome nur dann zu behandeln, wenn sie Beschwerden verursachen. Ziel ist nicht, durch eine Radikaloperation oder Bestrahlung eine Heilung herbeizuführen.

Erhält man in einem Alter über 70 Jahre die Diagnose Prostatakrebs, egal um welches Stadium es sich handelt, kann man über die Strategie des langfristigen Beobachten nachdenken. Sie empfiehlt sich umso mehr, wenn man anderweitig erkrankt ist und die Risiken und Schädigungen einer Radikaloperation oder Strahlenbehandlung einen in besonderer Weise träfen.

STRATEGISCHES NICHTSTUN

Die aktive Überwachung und das langfristige Beobachten nennt man auch defensive Strategien.

Diese nicht eingreifenden Strategien stehen neben den offensiven Behandlungsstrategien wie einer Operation oder einer Strahlenbehandlung. Aber warum spricht man von einer Strategie, wenn man doch eigentlich nichts tut?

Dieser Abschnitt möchte Sie davon überzeugen, dass Nichtstun oder genauer Nichteingreifen eine wohlüberlegte Strategie bei Prostatakrebs ist. Es handelt sich um eine ebenso ausgeklügelte Strategie wie das bewusste Abwarten und Beobachten an der Börse etwa oder die bewusste und aufmerksame Zurückhaltung in Konfliktsituationen.

Defensive Behandlungsstrategien ziehen einen Nutzen aus dem Nichtstun. Wie kann Nichtstun von Nutzen sein? Jede Zeitspanne, die ein Mann, der ein Prostatakarzinom hat, mit einer defensiven Strategie überbrückt, ist ein Gewinn. Jedes Jahr, in dem er aus guten Gründen nicht eingreift, kann er als Gewinn verbuchen, sofern er in diesem Zeitraum nicht deutlich schlechtere Karten erhält. Defensive

INTERVIEW Entscheidend ist, was der Patient will

Interview mit Jan Berthold über Erkrankungen der Prostata. Berthold ist niedergelassener Urologe in Berlin Prenzlauer Berg.

Wie oft kommen Männer mit einer bakteriellen Prostataentzündung zu Ihnen?
Ein Teil meiner männlichen Patienten hat eine nachweisbare bakterielle Prostatitis mit entsprechenden Symptomen wie Schmerzen beim Wasserlassen, Druckgefühl im Dammbereich, undefinierbaren Beschwerden hinter dem Schambein. Tritt Fieber hinzu, was selten der Fall ist, handelt es sich um eine akute bakterielle Prostatitis. Bei anderen Männern verläuft die Erkrankung symptomarm oder symptomlos. Die Häufigkeit der Wiedervorstellungen in der Sprechstunde ist ausgesprochen unterschiedlich. Das kann einmal bis viermal pro Jahr sein. Aber eine Prostatitis kann ebenso gut nur einmal im Leben auftreten.

Wie sind die Heilungsaussichten bei chronischer bakterieller Prostata-Entzündung? Gibt es oft komplizierte Infektionen?
Die Heilungsaussichten bei einer akuten bakteriellen Prostatitis sind gut. Wird jedoch eine bakterielle Prostatitis aufgrund einer inkonsequenten antibiotischen Therapie oder wegen einer bestehenden Grunderkrankung der Harnorgane chronisch, dann wird es schwieriger, eine vollständige Heilung herbeizuführen. Komplizierte Infektionen bis zum Prostataabszess sind heutzutage selten. Problematisch sind eher kurzfristige Gaben von Antibiotika. Sie können zu einer chronischen bakteriellen Prostatitis führen, weil nicht alle Keime abgetötet werden und die widerstandsfähigsten überleben.

Wie hoch ist in Ihrer Praxis der Anteil der Patienten mit chronischem Beckenschmerz, für den nicht Erreger die Ursache sind?
In meiner Praxis stelle ich das immer wieder fest, es handelt sich um einen bedeutenden Anteil. Bei diesen Patienten lassen sich weder Erreger noch Entzündungszellen im Sperma oder Prostatasekret nachweisen. Das macht die Behandlung schwieriger, da man in diesem Fall keinen „Feind" nachweist, den man gezielt bekämpfen kann.

Wie behandeln Sie Männer, die unter chronischem Beckenschmerz leiden? Was raten Sie ihnen?
Man greift in diesem Fall auf antientzündliche Medikamente, diätetische Maßnahmen und die vorübergehende Gabe von Alpha-Blockern zurück. Häufig findet man auch einen psychosomatischen Hintergrund. Eine Überprüfung der Lebensweise, der Ernährung und der Identifizierung von Stress und die

Einflussnahme darauf sind unterstützende Maßnahmen.

Erhalten Sie Hinweise darauf, dass psychosomatische Vorgänge eine Rolle spielen wie Stress, der zu Muskelverspannungen im Beckenboden führen kann?
In einem ausführlichen und vertrauensvollen Gespräch erhalte ich oft Hinweise darauf. Auch positiv empfundener Stress kann diese Symptomatik verursachen, nicht nur negativer Stress. Mitunter ist das ein Anzeichen für ein beginnendes Burnout.

Wie gut helfen Alpha-Blocker Männern, die Beschwerden beim Wasserlassen durch eine vergrößerte Prostata haben? In welchen Fällen sind diese Medikamente geeignet? Behandeln Sie häufig damit?
Diese Medikation ist im Rahmen einer Prostatavergrößerung quasi der goldene Standard. Solange die Symptome moderat sind und der Arzt keine pathologischen Veränderungen feststellt wie unvollständige Blasenentleerung oder Infektionen, sollten zunächst Phytopharmaka (pflanzliche Arzneimittel) angewendet und eine gesunde Ernährung und Lebensweise empfohlen werden. Bei Männern mit Prostatavergrößerung und Auftreten von geringem Restharn in der Blase mit oder ohne Symptomatik ist die Gabe von Alpha-Blockern eine häufige und erfolgreiche Therapie. Die Häufigkeit der OP ist zurückgegangen, seitdem es Alpha-Blocker und Finasterid gibt. Die Weltgesundheitsorganisation hat uns empfohlen, nicht die Größe der Prostata als Indikation einer Behandlung zu wählen, sondern vornehmlich die Beschwerden. Sehe ich aber hohe Restharnmengen oder kommt es wiederholt zu Blutungen oder Infektionen, dann ist eine Operation nicht zu umgehen.

Wie gut haben Finasterid oder Dutasterid Ihren Patienten mit vergrößerter Prostata und Beschwerden geholfen? In welchen Fällen sind diese Prostata-Schrumpfer geeignet? Wie schneiden sie in ihrer therapeutischen Wirkung und in Nebenwirkungen im Vergleich mit Alpha-Blockern ab?
Finasterid und Dutasterid, sogenannte 5-Alpha-Reduktasehemmer, kommen zum Einsatz, wenn die Prostatagröße 40 Kubikzentimeter überschreitet. Bei kleinen Vorsteherdrüsen ist der Erfolg eher gering. Die Besserung der Symptomatik ist erst nach einem Vierteljahr zu erwarten. Deshalb ist es mitunter sinnvoll, eine Behandlung mit Finasterid mit einem Alpha-Blocker zu kombinieren. Die Indikation zum Einsatz der Medikamente ist von Fall zu Fall unt erschiedlich, ebenfalls das Wirkprinzip. Deshalb sind beide Medikamente nicht

einfach miteinander zu vergleichen. in den meisten Fällen sind Behandlungen mit dem einen oder dem anderen oder mit beiden zugleich erfolgreich.

Kann man mit Alpha-Blockern oder mit Finasterid/Dutasterid eine operative Behandlung vermeiden oder bloß aufschieben?
In vielen Fällen, zumindest in meiner Praxis, lässt sich eine OP vermeiden.

Zu pflanzlichen Medikamenten: Welche Erfahrungen machen Ihre Patienten mit pflanzlichen Arzneien, die bei Problemen mit dem Wasserlassen helfen sollen?
Es gibt eine Doppelblindstudie zur Anwendung von Sabalextrakten aus den 1990er Jahren, die die Wirksamkeit belegt. Die Anwendung von Mitteln aus Brennnesseln und Kürbis ist eher kritisch zu sehen. Ein Großteil meiner Patienten, vielleicht 80 von 100 Männern mit vergrößerter Prostata und moderaten Beschwerden, die ein Pflanzenmittel nehmen, machen über eine gewisse Zeit gute Erfahrungen damit. Zudem ist die Nebenwirkungsrate gering.

Wie hoch ist ungefähr der Anteil Ihrer älteren Patienten, die den PSA-Test zur Früherkennung von Prostatakrebs machen?
In ungefähr 70 von 100 Fällen wird nach Aufklärung über die Aussagekraft des PSA-Wertes ein Test gewünscht.

Zu den Ursachen einer PSA-Erhöhung: Wenn bei einem Ihrer Patienten erstmalig PSA erhöht ist, was tun Sie? Auf welche Ursachen stoßen Sie? Wird in jedem Fall ein zweiter PSA-Test zur Kontrolle gemacht? Kommt es vor, dass ein zweites Testergebnis wenig später wieder im Normbereich liegt?
Zunächst wird im Falle einer PSA-Erhöhung, die im Graubereich zwischen 4 und 10 Nanogramm liegt, eine Kontrolle veranlasst, meist vier bis sechs Wochen später. Mitunter ist der Wert der Kontrolle dann wieder normal. Weil wir wissen, dass ein moderat erhöhter PSA-Wert nur in 25 bis 30 von 100 Fällen mit einem nachweisbaren Karzinom verbunden ist, und dies auch noch abhängig von verschiedenen Ursachen ist, sollte die Kontrolle der PSA-Werte unter folgenden Gesichtspunkten gesehen und der Patient entsprechend informiert werden:

- Gab es innerhalb von 48 Stunden vor der Blutentnahme eine Manipulation im Dammbereich, z. B. Fahrradfahren oder eine Darmspiegelung?
- Ist der Patient kürzlich an einer Prostatitis erkrankt?
- Besteht im Ultraschallbild eine sehr große Prostata?
- Wie alt ist der Betroffene?

Entscheidend sind Werte wie Anstiegsgeschwindigkeit des PSA oder der Anteil des freien PSA am Gesamt-PSA.

Hieraus lassen sich im gewissen Rahmen Schlüsse über die Wahrscheinlichkeit von Prostatakrebs ziehen. Aber leider ist nur die Sensibilität von PSA gegenüber dem Organ Prostata hoch, nicht dagegen seine Spezifität gegenüber Prostatakarzinomen. Die Spezifität liegt nur bei etwa 25 von 100 Fällen.

Hilft es einem Mann, wenn eine Gewebeentnahme (Biopsie) einen winzigen Krebsknoten in seiner Vorsteherdrüse nachweist?
Es macht nur Sinn für Männer in einem bestimmten Alter, dies nachzuweisen. Sicher ist eine Therapie und Diagnostik für jüngere Männer, ich sage mal Männer unter 70 Jahren, sinnvoll.
Einem Mann, der zum Beispiel 75 Jahre alt ist, erweise ich keinen Gefallen, wenn ich ihm eine mit einem Eingriff verbundene Diagnostik empfehle und zumute. Entscheidend ist, ob eine daraus resultierende Therapie in Hinsicht auf Lebensqualität und Lebensdauer für den Patienten sinnvoll ist.
Die meisten Männer erkranken offensichtlich nicht klinisch und werden nie symptomatisch und versterben nicht am Prostatakarzinom. Eine Therapie würde in diesem Falle unter Umständen nur die Lebensqualität verschlechtern. Man muss das dem Betroffenen erläutern und gemeinsam darüber entscheiden. Natürlich kann man den weiteren diagnostischen und therapeutischen Werdegang nicht verweigern, aber man muss mit ihm darüber sprechen, beraten und gemeinsam entscheiden.
Das heißt, in bestimmten Fällen ist Nichtstun ohne Weiteres sinnvoll. Wir wissen also ziemlich genau, dass eine aktive Therapie eines kleinen Prostatakarzinoms nicht in jedem Fall das Leben verlängert. Deshalb müssen wir diese Option anbieten, was nicht bedeutet, die gängigen Behandlungsmethoden abzulehnen. Entscheidend ist, was der Patient will.

Eine persönliche Frage: Machen Sie den PSA-Test zur Früherkennung?
Ja, mein PSA-Wert ist o. B. (ohne Befund). Solange dieser Wert weit unter 4 liegt, ist die Welt in Ordnung, da die Wahrscheinlichkeit eines Prostatakarzinoms sehr niedrig ist.

Kann man etwas zur Gesunderhaltung der Prostata tun?
Wir wissen das nicht, mitunter glauben wir, dass wir alles wissen. Möglicherweise hat es mit der Ernährung und der Lebensweise zu tun. Wir sollten naturheilkundliche und ernährungsphysiologische Aspekte und Ergebnisse nicht außer Acht lassen, vielmehr sinnvoll einordnen.

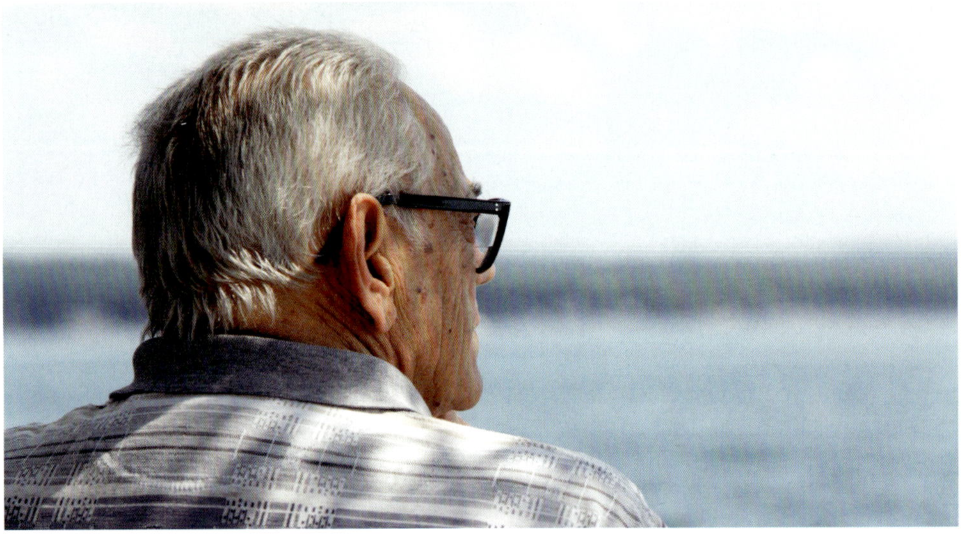

Strategien beruhen auf der Idee, dass ich so lange einen Nutzen aus dem Nichteingreifen ziehe, wie ich mir keinen schwerer wiegenden Verlust oder Nachteil einhandele. Der Nutzen besteht darin, dass ich bis auf weiteres alle Nachteile und Verluste durch eine radikale Operation oder durch eine aggressive Strahlenbehandlung vermeide.

Alternative zur Behandlung

Mit der aktiven Überwachung schiebe ich eine Behandlung so lange auf, bis der Tumor durch Veränderung seiner Biologie Behandlungsbedarf signalisiert und das Ergebnis bei noch längerem Aufschub eindeutig schlechter würde. Mit dem langfristigen Beobachten habe ich mich dafür entschieden, auf eine Operation oder Strahlentherapie mit dem Ziel der Heilung ganz zu verzichten. Langfristiges Beobachten eignet sich vorwiegend für Männer über 70 Jahre oder für solche mit weiteren Nebenerkrankungen an Herz oder Lunge. Die Strategie besteht im Beobachten, bis eine Hormontherapie oder Strahlenbehandlung, die die Krebsausbreitung in Grenzen aufhalten können, oder eine Schmerzbehandlung notwendig wird.

Zahlreiche Männer, die die eine oder die andere defensive Strategie verfolgt haben, mussten bis an ihr Lebensende überhaupt nicht eingreifen, denn viele Karzinome der Prostata wachsen überraschend langsam.

Nur zögerlich setzt sich in Deutschland die Erkenntnis durch, dass Strategien des Beobachtens und Nichteingreifens eine echte Alternative zur Behandlung sind. Inzwischen liegt auch eine Fülle von Erfahrungen und Untersuchungen der defensiven Strategien vor.

In den Vereinigten Staaten hat man untersucht, ob das Aufschieben einer Prostata-Operation mit aktiver Überwachung zu schlechteren Ergebnissen führt im Vergleich mit Patienten, die sich sofort nach der Diagnose der Operation unterzogen. Nach der Operation wiesen die aktiven Überwacher, die ihren Eingriff im Durchschnitt um anderthalb Jahre aufgeschoben hatten, keine schlechteren Gleason- und Tumor-Werte auf als die früh Operierten. Nach diesem Ergebnis verlieren die Überwacher nicht, vielmehr gewinnen sie.

Zwei Urologen in Deutschland haben die bisher bekannten wissenschaftlichen Studien über defensive Strategien bei

Aufmerksam beobachten, verstehen und nur dann in das Geschehen eingreifen, wenn es notwendig und sinnvoll ist, ist eine Kunst.

Prostatakrebs ausgewertet. Ergebnis: Nahezu alle aktiv überwachten Patienten (99 bis 100 Prozent) überlebten die unterschiedlichen Beobachtungszeiträume bis acht Jahre.

Einige nationale Leitlinien erkennen die aktive Überwachung des begrenzten Prostatakarzinoms als gleichberechtigt mit Behandlungsverfahren an, so die Leitlinien der Niederlande, Finnlands und Brasiliens. Darüber hinaus gehen die Leitlinien in Großbritannien. Das dortige „National Institute of Clinical Excellence" empfiehlt nur die aktive Überwachung als Therapie (!) beim begrenzten Prostata-Karzinom mit niedrigem Risiko. Frankreich und die USA betrachten die aktive Überwachung als eine Therapie-Option.

Im Gegensatz dazu hängen hierzulande Ärzte, Wissenschaftler und Patienten noch dem Glauben an die heilende Wirkung der radikalen Operation und der aggressiven Strahlentherapie an. In Deutschland werden fast 70 von 100 Krebspatienten operiert (radikale Prostataentfernung). Man darf davon ausgehen, dass nicht wenige Männer darunter sind, die ein niedriges Risiko tragen und überhaupt nicht erkranken würden. 30 von 100 Operierten heilt der Eingriff nicht; ihre PSA-Werte steigen nach einiger Zeit wieder an.

Dazu kann der hohe Preis kommen, den zahlreiche Männer für die Rosskur zahlen müssen:

- Verlust der Potenz
- Verlust der Fähigkeit, Harn zu halten
- und andere Beeinträchtigungen.

Dabei weiß eigentlich jeder, dass viele Operationen und Strahlenbehandlungen nicht notwendig sind und aus falsch verstandener Vorsicht und wirtschaftlichem Kalkül durchgeführt werden.

SCHNITTE, STRAHLEN UND HORMONE

Im Jahr 1904 entfernte Hugh Hampton Young an der Johns-Hopkins-Universitätsklinik in Baltimore zum ersten Mal erfolgreich eine Prostata. Young entfernte damals das komplette Organ radikal samt Kapsel, Samenblasen und prostatischer Harnröhre. Anschließend nähte er den verbleibenden Harnröhrenstumpf an den Blasenhals. Der Eingriff in dieser Form war blutreich und mit zahlreichen Komplikationen belastet.

Die Operation des Prostatakrebses

Seitdem wurde die Technik ständig verbessert. Mit der, medizinisch gesprochen, radikalen Prostatektomie (Prostataentfernung) verfolgen Operateur und Patient das Ziel, die Krebserkrankung zu heilen. Zu diesem Zweck entfernt der Arzt möglichst mit tumorfreiem Schnittrand die befallene Prostata samt Anhängen, den Samenblasen und Teilen der Samenleiter. Daneben achtet er darauf, den äußeren Schließ-

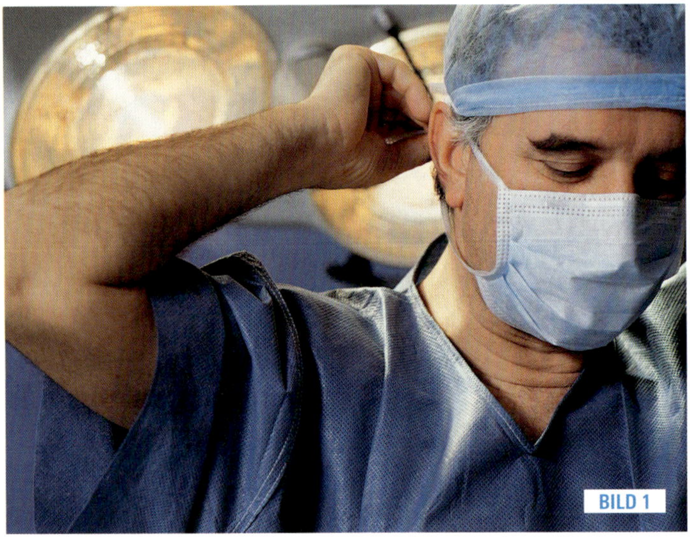

BILD 1

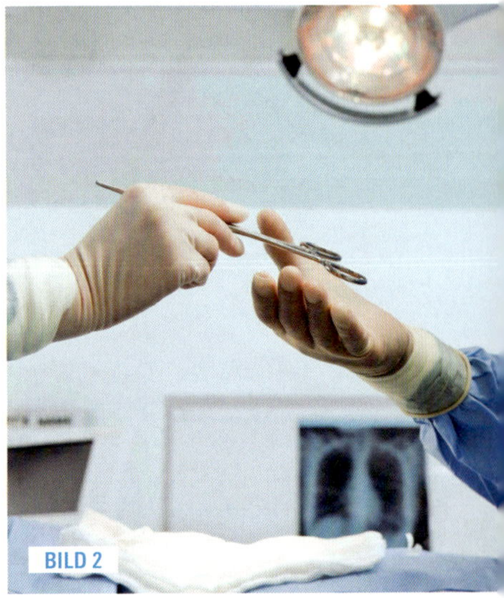

BILD 2

muskel im Beckenboden unversehrt zu lassen, damit der Operierte die Kontrolle über die Blasenentleerung behält oder wiedererlangen kann. Drittens versucht er, nach Absprache mit dem Patienten, das Nervengeflecht, das die Erektion steuert, zu schonen.

Im Vergleich mit Youngs noch sehr blutiger Operation sind die Eingriffe deutlich schonender geworden, weil heute die Anatomie der Blutgefäße der Prostata, des Beckenbodens und der Schwellkörper bekannt sind. Ebenso wurde der Verlauf der Erektionsnerven aufgeklärt, die über beide Seiten der Prostata ziehen. Seit Mitte der 1980er Jahre wurde die Operation dahingehend verfeinert, dass das Gefäßnervenbündel vorsichtig verschoben und möglichst wenig versehrt werden kann. Bis zu 80 von 100 der so operierten Männer behalten ihr Erektionsvermögen oder erlangen es später wieder zurück.

Das Lymphsystem ist ein eigenes Gefäßsystem des Organismus, in dem farblose Zwischengewebsflüssigkeit fließt, die Lymphe. In Sammelstellen, den Lymphknoten, werden Fremdkörper gleichsam herausgesiebt und unschädlich gemacht. Wird in Lymphknoten des Beckens Krebs gefunden, ist eine nächste Stufe in der Krebserkrankung erreicht (siehe auch Kapitel „Untersuchungen der Prostata" unter Biopsie Seite 123). Wenn Ausdehnung und Bösartigkeit des Tumors es erfordern, werden 10 bis 20 Becken-Lymphknoten während der Operation entfernt. Finden sich hier bei der nachfolgenden Untersuchung Krebszellen, wird der Arzt seinen Patienten über zusätzliche Behandlungsmaßnahmen beraten.

Der Patient sollte sich ein Prostata-Zentrum oder eine Klinik aussuchen, wo die radikale Prostataentfernung (Prostatektomie) fest im Programm ist. Der Operateur sollte erfahren sein und mindestens 25 Operationen dieser Art jährlich durchführen. Eine Woche nach der Operation wird der Blasenkatheter entfernt, über den der Urin entleert wurde.

Nutzen und Risiken

Wann kann die radikale Prostataentfernung die Krebserkrankung heilen? Das Verfahren eignet sich für Männer, die zwei Kriterien erfüllen, ein scharfes und ein unscharfes.

Erstens darf ein Karzinom noch nicht die Prostatakapsel befallen haben. Die

BILD 1 und **BILD 2**: Lebensgefährliche Aktivitäten eines Tumors erfordern einen radikalen Schnitt. Der Operateur sollte erfahren sein und mindestens 25 Prostataentfernungen pro Jahr durchführen.

Operation eignet sich gut nur für lokal begrenzte Tumoren, das heißt der Kategorien 1 und 2 (siehe Seite 127), die keine Tochtertumoren gebildet haben. Die Aussicht auf Heilung ist günstig, wenn weniger als 20 Nanogramm PSA gemessen werden. Zweitens sollte der Mann nicht zu alt sein. Ein über 70 Jahre alter Mann wird wahrscheinlich nicht an einem lokal begrenzten Prostatakarzinom sterben und nicht einmal den Ausbruch der Krebserkrankung mit Beschwerden erleben. Zudem fällt bei der Entscheidung für oder gegen eine Prostataentfernung der gesamte Gesundheitszustand maßgeblich ins Gewicht.

Ein Mann mit einem örtlich fortgeschrittenen Krebs (T3) wird durch eine radikale Prostataentfernung oft nicht mehr geheilt. Dennoch kann eine Strahlenbehandlung oder Prostataentfernung den Verlauf der Erkrankung verlangsamen und verhindern, dass sich der Tumor auf Nachbarorgane wie Harnblase oder Enddarm ausbreitet. Bei fortgeschrittenem Krebs wird die Prostataentfernung meist mit einer Strahlentherapie und befristeten Hormonbehandlung kombiniert.

Mit der Operation erhält man das befallene Organ für die pathologische Untersuchung und somit den bestmöglichen Aufschluss über die Größe und den Zustand des Tumors. Keine Aussagen erlaubt die Untersuchung dagegen über das Vorliegen von Fernmetastasen, das sind Tochtergeschwülste in entfernten Gewebe oder Organen.

Seltener als oft befürchtet, aber doch in einem Teil der Fälle, beeinträchtigt die Operation die Fähigkeit, den Harn zu halten (Kontinenz). Bis zu 10 von 100 Operierten bleiben dauerhaft inkontinent. Gelegentliche Probleme mit dem Wasserhalten haben nach der Operation doppelt so viele Männer. Viele tragen lange Zeit Vorlagen, oft auch nur zur Sicherheit. Manche Männer gewinnen mit Beckenboden-Training die Kontrolle über den äußeren Schließmuskel der Blase zurück (siehe im Folgenden).

Man muss damit rechnen, dass der Eingriff die Potenz nachhaltig schädigt. Bis zu 80 von 100 Männern tragen Probleme mit ihrer Erektionsfähigkeit davon. Der hohe Anteil lässt sich jedoch senken. Operateure, die die über beide Seiten der Prostata ziehenden Gefäß-Nervenbündel verschieben und schonen, erhalten die Potenz in mehr als der Hälfte der Fälle. Zudem büßen die meisten Männer ihre Erektionsfähigkeit nicht vollständig ein. Sie lässt sich oft mit Medikamenten und anderen Maßnahmen wiederherstellen (siehe im Folgenden).

Ein Teil der Patienten wird nicht dauerhaft von der Krebserkrankung geheilt. Je nach Tumorbiologie und Ausbreitung steigt bei 15 bis 50 von 100 operierten Männern im Laufe der nächsten Jahre der PSA-Wert wieder an. Dann hat sich im Operationsgebiet erneut eine kleine Geschwulst gebildet, da trotz großer Sorgfalt nicht alle Krebszellen restlos beseitigt wurden. Oder gestreute Krebszellen wachsen,

Das Ergebnis einer Strahlenbehandlung hängt nicht zuletzt von der sorgfältigen und genauen Vorbereitung ab.

die vor der Behandlung nicht erkannt werden konnten. Dann muss nachbestrahlt oder mit Hormonen behandelt werden.

Die Strahlenbehandlung des Prostatakrebses

Die Anwendung harter Strahlen, die einen Tumor mehr oder weniger genau treffen und zerstören, ist schon hundert Jahre alt. Da die modernen Techniken erheblich verfeinert wurden, ist die Strahlenbehandlung in vielen Fällen zu einer echten Alternative der Operation aufgestiegen. Bei Prostatakrebs ist sie ebenso wie bei anderen Krebserkrankungen ein etabliertes und bewährtes Behandlungsverfahren.

Zwei Fortschritte in Wissenschaft und Technik haben die Strahlentherapie erheblich verbessert, wenn nicht revolutioniert. Der eine betrifft die Strahlungsquelle. Vorbei sind die Zeiten, als man ein Bestrahlungsgerät, Kobaltbombe genannt, mit strahlendem Kobalt lud. Die Strahlungsenergie der Ladung, die zuerst steil wie ein Wasserfall und dann immer weniger steil abfällt, war nur ungenau für die Behandlungsplanung zu berechnen. Heute setzt man dagegen Linearbeschleuniger ein, die exakt die gewünschte Menge an Strahlungsenergie direkt erzeugen. Den zweiten Fortschritt verdankt sie der Computertechnik. Heutzutage sitzt der Radiologe vor dem Bildschirm, der räumliche Bilder von der Prostata und vom Tumor zeigt. Die fortgeschrittene Technik macht die Strahlenbehandlung dreidimensional planbar und steuerbar und daher erheblich präziser.

Ein Arzt für Strahlentherapie plant die Bestrahlung und legt das Zielgebiet genau fest, während ein Medizinphysiker die passenden Strahlendosen berechnet. Die Behandlungen führen Medizinisch-Technische Angestellte für Strahlentherapie (MTRA) durch.

Die äußere Strahlenbehandlung durch die Haut

Die Bestrahlung erfolgt aus verschiedenen Positionen, die vorher genau geplant wurden, durch die Haut. Die Strahlen dringen durch die Haut und darunterliegende Gewebeschichten und treffen die Zielgebiete in der Prostata. Damit eine wirksame Strahlungsdosis auf dem Weg durch das Gewebe in der Prostata ankommt, muss die Strahlungsstärke relativ hoch sein. Insgesamt wird die notwendige Gesamtstrahlendosis in der Regel auf 35 bis 45 kurze Bestrahlungen in einem Zeitraum von sieben bis neun Wochen verteilt. Eine Bestrahlung dauert jeweils nur etwa eine Minute. Mit den Vorbereitungen – Aus- und Ankleiden, genaue Lagerung und Durchleuchtung des Körpers, Überprüfungen, Korrekturen – muss der Patient jedoch mit einer halben bis vollen Stunde pro Termin rechnen.

Die Vorbereitung

Zur dreidimensionalen Planung der Behandlung wird die Prostataregion mit Computertomographie (CT) bildlich dargestellt. Beim ersten Termin wird die Lagerungsprobe gemacht. Sie liegen in der

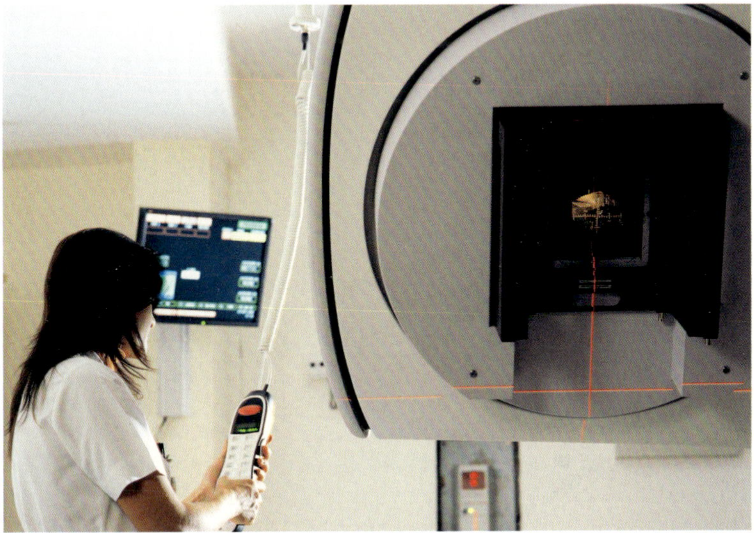

Bestrahlungsposition auf einem Durchleuchtungstisch. Der Arzt markiert mit einem Stift einige Punkte auf dem Becken, die bis zum zweiten Termin bestehen bleiben. Beim zweiten Termin werden die Punkte mit Computertomographie überprüft. Jetzt entwickelt der Arzt mittels CT den Bestrahlungsplan. Er definiert bis auf wenige Millimeter genau diejenigen Stellen, die bestrahlt werden sollen, sowie benachbarte Regionen wie Harnblase, Enddarm und die Hüftköpfe, die möglichst verschont werden sollen. Um Ihr gesundes Gewebe zu schützen, werden individuelle Bleiblöcke gegossen und am Strahlerkopf eingehängt. Sie fokussieren die Bestrahlung auf das Zielfeld. Vor der ersten Bestrahlung gibt es eine Art Generalprobe. Sie liegen in der Bestrahlposition auf dem Durchleuchtungstisch, die Bestrahlung wird simuliert. Dabei erhalten Sie in der Regel ein Kontrastmittel in Ihren Enddarm, damit der Arzt ihn sehen und bei der wirklichen Bestrahlung schonen kann. Direkt vor jeder Bestrahlung wird noch einmal alles kontrolliert. Um die Strahlenbelastung der Haut zu verteilen, bestrahlt man abwechselnd von vorn, hinten und den Seiten. Ein wenig gefährliches Karzinom wird in der Regel mit einer Dosis von 70 bis 72 Gray bestrahlt, ein mittelmäßig und hochgefährliches mit höheren Dosen.

Die Bestrahlung durch die Haut nach der dreidimensionalen 3-D-Planung gilt als Standard der Strahlentherapie. Sie bietet gute Heilungschancen bei örtlich begrenzten Tumoren, deren Zellen noch nicht entdifferenziert sind. Insofern steht die Strahlentherapie mit der operativen Entfernung der Vorsteherdrüse im Wettbewerb.

Fortgeschrittene Karzinome lassen sich ebenfalls bestrahlen, am besten aber in Kombination mit einer dreijährigen Hormonbehandlung, die drei Monate vor der Strahlentherapie beginnt.

Bestrahlungen werden auch angewandt, wenn sich bei einer Prostataoperation herausstellt, dass der Tumor bereits zu weit fortgeschritten, also doch durch die Kapsel gewachsen ist.

Die Probleme

Zu den unerwünschten Wirkungen der Strahlenbehandlung zählen Darm-, Blasen- und Erektionsprobleme. Wenige Wochen nach der Bestrahlung haben 10 bis 20 von 100 Patienten Durchfall oder eine Entzündung des Enddarms. In den meisten Fällen klingt die Störung nach kurzer Zeit ab. Bei 8 von 100 Männern bleibt eine chronische Enddarmentzündung zurück, bei 4 von 100 chronischer Durchfall. 6 von 100 Patienten haben Probleme mit der Blase. Die Erektionsfähigkeit bleibt in den meisten Fällen zunächst erhalten. Leider treten aber Spätfolgen auf. Nach zwei bis drei Jahren bekommen bis zu 60 von 100 bestrahlten Männern Erektionsstörungen.

Strahlende Körnchen in der Prostata: Seeds

Eine andere Art der Strahlentherapie ist die Einbringung einer Strahlenquelle in die Prostata. Der Trick mit den Seeds (englisch: Samenkörnchen) besteht darin, dass die nur millimetergroßen Jod- oder Palladiumkörnchen direkt in die Prostata gebracht, gleichsam dort ausgesät werden und nur dort wirken, wo sie wirken sollen: am Zielort. Auf diese Art und Weise verschont die Bestrahlung die Nachbarorgane. Seeds strahlen mit niedriger Dosis nur ein paar Tage und nur wenige Millimeter weit. Bei der Berechnung der Dosis versucht man die Lage des Tumors zu berücksichtigen. Die Seeds bleiben schadlos in der Prostata zurück.

Wie geht die Behandlung vor sich?

Nachdem der Arzt die Prostata mit Ultraschall über den Enddarm vermessen hat, erhält er ein mit Computer erstelltes 3-D-Modell. Arzt und Medizinphysiker tüfteln eine optimale Verteilung einer Anzahl von Seeds aus. Der Patient erhält eine Betäubung. Der Arzt setzt die winzigen Strahler mit einer Hohlnadel an vorgesehenen Stellen der Prostata ab, während er seine Bewegungen im Ultraschallbild fein steuert. Eine Kontrolle nach vier Wochen mit Computertomographie schließt die Behandlung ab.

Was sind nun die Vor- und Nachteile einer Behandlung mit Seeds?

Ebenso wie eine Prostataentfernung und Bestrahlung durch die Haut eignet sie sich nur für Tumoren, die auf die Vorsteherdrüse beschränkt sind. Ein Vorteil ist die Schonung von Haut und Gewebe, die die Strahlen bei einer Behandlung durch die Haut durchdringen müssen. Ein weiterer Vorteil liegt in der kurzen Behandlungszeit. Der Patient hat im günstigen Fall nur drei Termine: Vorbereitung, Behandlung und Kontrolle.

Nachteile: Bei bis zu 15 von 100 behandelten Männern kommt es in den ersten Monaten zu einem Harnverhalt, sodass ein Katheter gelegt werden muss. Manche Männer bekommen eine Blasenentzündung. Als unerwünschte Wirkungen treten wie nach äußerer Bestrahlung Darm-, Inkontinenz- und Potenzstörungen auf. Zweieinhalb Jahre nach einer Behandlung mit Seeds büßen 60 bis 65 von 100 Männern an Erektionsfähigkeit ein, ähnlich wie bei der Bestrahlung durch die Haut. Beste Aussichten auf Behandlungserfolg haben Männer mit folgenden Grenzwerten: PSA unter 10 Nanogramm, Gleason-Grad unter 7, Prostatagröße unter 60 Kubikzentimeter, Beschwerden bis 8 Punkte nach dem Fragebogen IPSS (s. Seite 40 und 126).

Kombinierte Behandlungen

Die radikale Entfernung der Prostata heilt nicht alle Männer von ihrem Krebs. Nicht selten findet der Pathologe in der entfernten Prostata Tumorzellen, die bis an den Schnittrand reichen. Das bedeutet, dass der Tumor sehr wahrscheinlich über ihn hinausgewachsen ist. Der Krebs ist demnach nicht restlos entfernt worden. Nicht früher als sechs und nicht später als zwölf Wochen nach der Operation, wenn sich ein Patient gut erholt hat, soll dann mit einer Bestrahlung begonnen werden. Da in diesen Fällen kleinere Strahlendosen als bei einer alleinigen Strahlentherapie genügen, sind auch die unerwünschten Wirkungen seltener und schwächer. Eine zusätzliche Strahlentherapie des Operationsfeldes nach radikaler Prostataentfernung wird auch empfohlen, wenn steigende PSA-Werte einen starken Verdacht auf aktive Tumorzellen liefern. Sie können jedoch auch anderswo im Körper wachsen.

Prostatakarzinome, die die Kapsel überschritten haben und womöglich ein Nachbarorgan besiedeln, werden meist mit Strahlen und Hormonen kombiniert behandelt. Hormone vor der Strahlenbehandlung sollen die Drüse verkleinern. Anschließend soll die Bestrahlung die Krebszellen abtöten.

NEGATIVE FOLGEN NACH EINER BEHANDLUNG

Unerwünschte Wirkung	nach Prostataentfernung	nach Strahlenbehandlung
Inkontinenz	bei 10 von 100	bei höchstens 6 von 100
gelegentliche Probleme mit Wasserhalten	20 von 100 1,5 Jahre später	0
unangenehmes Gefühl beim Wasserlassen	bis 10 von 100	0
Potenzprobleme	bis 80 von 100; 30 von 100 nach Nerven erhaltender OP	bis 60 von 100 nach 2–3 Jahren
chronische Darmentzündung	0; nur bei OP über den Damm bis 11 von 100	bis 8 von 100
chronischer Durchfall	0	bis 8 von 100
akute Darmentzündung	0	bis 30 von 100
akuter Durchfall	0	nur in den ersten Wochen

BILD 1 und **BILD 2**: Fortgeschrittenen Prostatakrebs kann man mit einer Hormonbehandlung mehrere Jahre aufhalten, wenngleich nicht besiegen.

Operation oder Bestrahlung?

Die operative Prostataentfernung heilt den Krebs bei rund 70 von 100 Patienten. Anstelle einer Operation als Erstbehandlung kann man den Tumor aber auch bestrahlen. Der Heilungserfolg nach Bestrahlung liegt etwa gleich hoch.

Was ist besser, Operation oder Bestrahlung?

Die Belastung des Patienten durch Narkose entfällt bei den Strahlenbehandlungen. Dieses Risiko fällt jedoch nur bei Hochrisikopatienten ins Gewicht, die nicht operiert werden sollen. Das Alter und der Gesundheitszustand des Patienten beeinflussen natürlich das Behandlungsergebnis. Risiken und Folgeschäden treten sowohl nach einer Operation als auch nach einer Strahlentherapie bei einem Teil der behandelten Männer auf. Die Tabelle (Seite 91) zeigt Schäden und unerwünschte Wirkungen der beiden Behandlungsarten im Vergleich, sodass sie eine Hilfe bei der Entscheidung sein kann. Es liegen noch nicht genügend Langzeitstudien über die Anwendung von Seeds vor. Nach bisherigen Erfahrungen sind sie aber mit denen einer äußeren Strahlentherapie vergleichbar. Die Frage Operation oder Bestrahlung wird man nach Beratung mit dem Arzt und Klärung aller anstehenden Fragen entscheiden.

Hormontherapie

Ein Prostatakarzinom braucht männliche Hormone, um weiter zu wachsen. Entzieht man dem Körper eines an Krebs Erkrankten Testosteron, dann wird der Tumor gleichsam eine Zeitlang eingefroren. Zwei Jahre ist dann Ruhe. Danach geht es leider wieder los.

Kastration

Forscher entdeckten in den 1940er Jahren, dass eine Kastration bei Tieren zum Schrumpfen der Prostata führte. Eine chirurgische Kastration, die zum unumkehrbaren Verlust der Potenz und zu vielen anderen Nebenwirkungen führt, hilft Männern zunächst erheblich, ihren fortgeschrittenen Prostatakrebs zu bremsen. Dabei reicht es aus, wenn das hormonbildende Hodengewebe ausgeschält wird. Der Eingriff wird unter Rückenmarkbetäubung des Patienten oder unter Vollnarkose vorgenommen. Nach dieser operativen Kastration, die die Hauptquelle männlicher Hormone beseitigt, muss mit Hitzewallungen, Knochenschwund (Osteoporose), Muskelrückbildung, Blutarmut und Potenzverlust gerechnet werden.

Hormonblockade

Die gleiche therapeutische Wirkung lässt sich erzielen, wenn man die Bildung des männlichen Sexualhormons Testosteron chemisch unterdrückt. Dieses Verfahren heißt Hormonblockade oder Hormonentzugstherapie. Man spricht aber meist kurz von Hormontherapie. Es handelt sich um eine medikamentöse Kastration, die sich jederzeit wieder aufheben lässt, wenn man das Medikament absetzt. Eine Hormonblockade kann zu den gleichen uner-

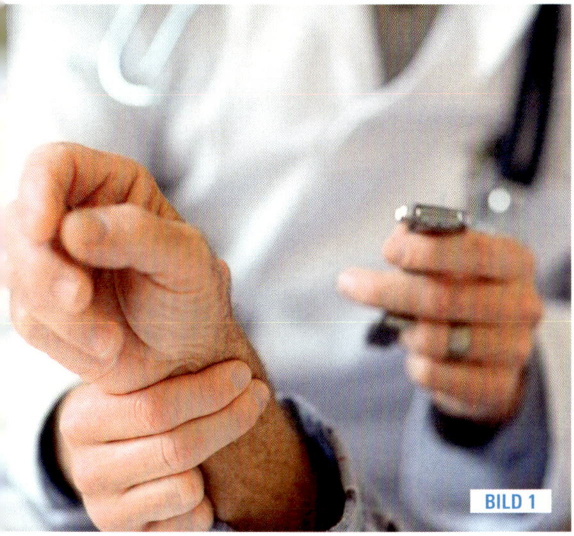

BILD 1

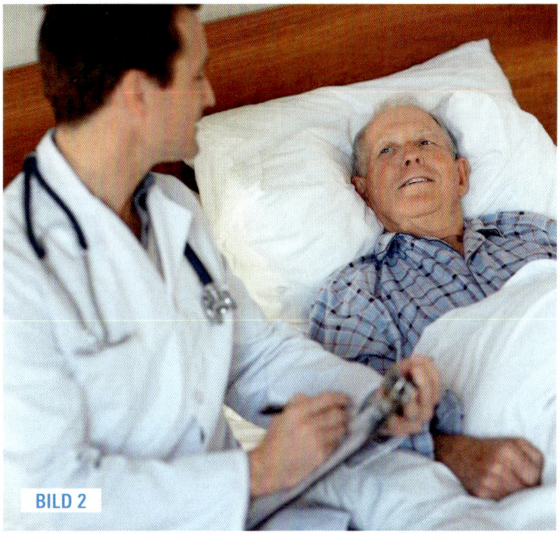

BILD 2

wünschten Wirkungen wie eine chirurgische Kastration führen. Der Vorteil liegt darin, dass man die medikamentöse Kastration wieder beenden kann, womit auch die unerwünschten Wirkungen der Hormonblockade wieder verschwinden oder sich abschwächen.

Anti-Androgene

Die Gabe von Anti-Androgenen als eine dritte Möglichkeit bietet mehrere Vorteile. Diese Wirkstoffe, wie z. B. Bicalutamid und Cyproteron, blockieren Testosteron nur in der Prostata und führen daher nicht zu den Nebenwirkungen einer Kastration wie Hitzewallungen, Knochen- und Muskelschwund und Blutarmut. Im Vergleich mit einer Hormonblockade, bei der die Potenz verschwindet, nimmt hier die Potenz nur leicht ab. Der Nachteil: Anti-Androgene vergrößern oft schmerzhaft die männliche Brust. Diese unerwünschte Wirkung lässt sich wiederum mit einer Bestrahlung der Brust unterdrücken.

Maximale Androgen-Blockade

Kombiniert man eine der beiden, also entweder eine chirurgische oder medikamentöse, Kastration mit einem Anti-Androgen, lässt sich die Unterdrückung des männlichen Hormons noch steigern. Denn in diesem Fall wird auch die kleinere Menge Testosteron blockiert, die die Nebennieren produzieren. Ärzte nennen die Behandlung maximale Androgen-Blockade (MAB). Doch ist der Zusatznutzen eher gering. Eine maximale Androgen-Blockade verlängert die Überlebenszeit nur bei wenigen Männern mit speziellen Tumoren um wenige Monate.

Fazit

Der Pferdefuß einer Hormontherapie sind weniger die zu starken unerwünschten Wirkungen, als vielmehr die geringer werdenden erwünschten Wirkungen. Jede Hormonblockade lässt nach einiger Zeit nach, weil der Tumor unempfindlich gegen den Hormonmangel wird. Denn die dauerhafte, selektive Vernichtung von Tumorzellen, die von einem Hormon abhängig sind, lässt nur Zellen überleben, die von diesem Hormon unabhängig sind. Nach ein oder zwei Jahren ist ein Tumor aus Zellen entstanden, die resistent gegen einen Mangel dieses Hormons sind. Auf dieses Problem reagiert wiederum die Mehrschritt-Therapie, bei der man die

Anti-Androgene nacheinander auswechselt. Auf diese Weise kann man noch länger wirksam behandeln. Eine Hormontherapie eignet sich besonders für Männer mit fortgeschrittenen Tumoren. Sie kann die Krebserkrankung nur bremsen, nicht jedoch dauerhaft stoppen, das heißt, sie führt nicht zu einer Heilung. Die Strategie funktioniert nur eine Zeitlang, vielleicht zwei Jahre.

Chemotherapie

Schließlich bleibt eine scharfe Waffe, um einen Tumor zu bekämpfen. Es handelt sich um eine Arzneimitteltherapie, die nicht nur den Tumor, sondern auch gesunde Zellen trifft. Medikamente der Klasse der Zytostatika hemmen Zellteilungen im Organismus, also auch Zellteilungen von Tumoren. Zugleich schädigen sie aber auch wichtige Funktionen wie die Blutbildung. Zytostatika vernichten oder hemmen insbesondere Zellen, die sich schnell teilen. Da Prostatakarzinome im Vergleich mit anderen Karzinomen nur langsam wachsen, eignen sich Zytostatika nicht so gut bei dieser Krebsart. Eine Chemotherapie wird meist nur dann angewandt, wenn ein Karzinom gegen Hormone unempfindlich geworden ist und bereits Tochtergeschwülste gebildet hat.

Eingesetzt wird unter anderem das Medikament Docetaxel. Es kann die Überlebenszeit um drei Monate verlängern; spricht der Tumor auf die Behandlung an, das heißt, bildet er sich zurück, ist der Zeitgewinn größer.

Darüber hinaus gibt es Verfahren mit Viren, die vor allem die Zellen des Tumors zerstören.

Schmerzbehandlung

Die allerletzte Strategie, die ebenso unverzichtbar wie unbestritten ist, besteht in einer hochwirksamen und optimalen Schmerztherapie. Sie kann zwar nicht vom Krebs, aber vom Leiden befreien. Die wirksamsten Schmerzmittel sind Opioide. Hierzu gehören unter anderen das Morphin, das aus Schlafmohn gewonnen wird.

Nach dem Modell der Weltgesundheitsorganisation WHO werden Schmerzen je nach ihrer Intensität auf drei Stufen behandelt.

- Bei schwachen Schmerzen sind nichtopioidhaltige Schmerzmittel einzusetzen. Hierzu zählen zum Beispiel Parazetamol, Ibuprofen und Diclofenac.
- Mittelstarke Schmerzen werden mit schwachen Opioiden wie Tramadol kontrolliert. Schwache Opioide fallen noch nicht unter das deutsche Betäubungsmittelgesetz.
- Schließlich werden starke Schmerzen mit starken Opioiden wie Morphin unterdrückt, die zu den Betäubungsmitteln zählen.

REHA UND NACHSORGE

Ob sich ein Mann einer radikalen Prostataentfernung oder einer Strahlenbehandlung unterzieht –, die Geschichte der Erkrankung ist nach dem Eingriff noch nicht zu Ende. Ganz im Gegenteil beginnt jetzt oft ein neuer Lebensabschnitt. Zuerst muss sich der Patient von der Belastung durch die Behandlung erholen. Anschließend muss er die Herausforderung eines veränderten Lebens bewältigen. Denn es ist nicht mehr alles so wie vorher.

Man muss sich das einmal vorstellen. Die Krebsbehandlung war so weit erfolgreich, als ihr erstes Ziel, die Beseitigung oder Vernichtung des Tumors, erreicht wurde. Im Fall einer Prostataoperation ist die Wunde verheilt, sind die gröbsten Schmerzen und Unannehmlichkeiten vorbei und überstanden. Nach einer Strahlentherapie sind die inneren Verletzungen verheilt, die Beschwerden abgeklungen. Aber in beiden Fällen kann man nicht sicher sein, ob der Krebs wirklich besiegt wurde, ja man muss sogar mit dem erneuten Aufflackern eines Krebsherdes rechnen. Der Mann ist aus den Ängsten und Sorgen nicht ganz entlassen. Hinzu kommen neue Sorgen. Man verliert immer noch unkontrolliert Urin. Sicher, man trägt eine Vorlage, aber wie soll das weitergehen? Und dann stellt man fest, was man befürchtet hatte: Man ist impotent. Oder doch nicht? Jedenfalls fühlt man sich verunsichert, niedergeschlagen, ohnmächtig.

Reha

Nach einer Krebsbehandlung kann es hilfreich sein, dass Sie sich Reha-Maßnahmen unterziehen und sich so auf den Alltag vorbereiten. Sie sollen mit Unterstützung wieder in das soziale und eventuell berufliche Leben eingegliedert werden und selbstbestimmt leben können. Die Rehabilitation bei Prostatakrebs soll

- Inkontinenz, Impotenz und andere Funktionsstörungen nach der OP oder Bestrahlung gezielt behandeln
- die allgemeine Leistungsfähigkeit wiederherstellen
- wieder zur Teilhabe am gesellschaftlichen Leben befähigen
- gegebenenfalls die Erwerbsfähigkeit wiederherstellen.

Reha-Maßnahmen bieten Ihnen die Gelegenheit, auf geschulte Menschen zu treffen, die dafür da sind, Ihnen zu helfen. Hier ist der Ort, um erfahrenen Spezialisten Fragen zu stellen und um Probleme rund um die Beschwerden zu klären. Hier können Sie beispielsweise ein Trainingsprogramm zur Stärkung der Beckenbodenmuskulatur unter professioneller Aufsicht absolvieren. Zugleich begegnen Sie Schicksalsgenossen. Sie können mit anderen Männern, die ebenfalls eine Prostatakrebs-Behandlung hinter sich haben, Erfahrungen austauschen und profitieren.

Nach eingehender Untersuchung wird ein Behandlungsplan festgelegt. Im Angebot sind zum Beispiel: Inkontinenz-Bera-

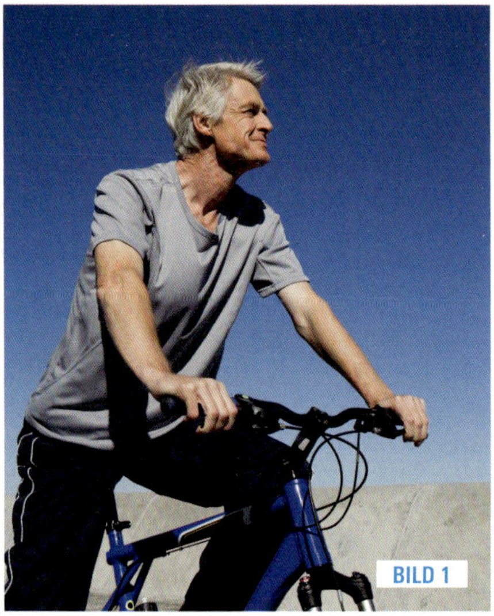

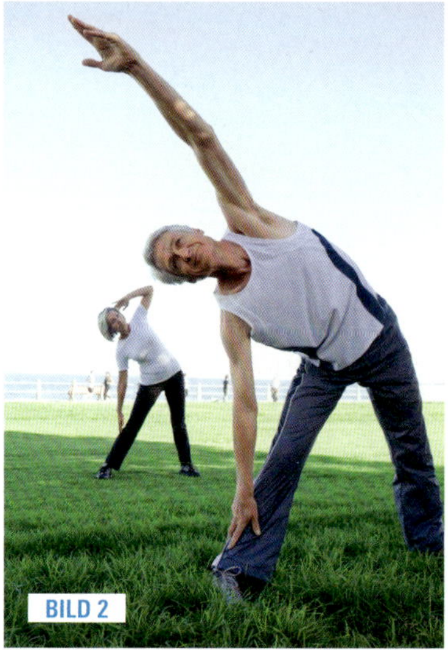

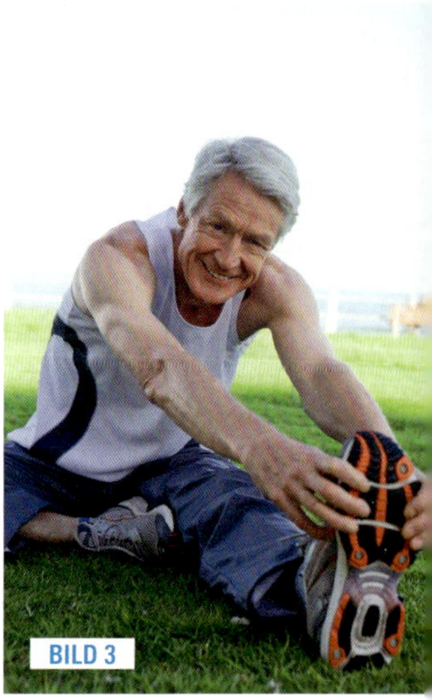

tung und -Therapie, Beckenboden-Gymnastik, Beratung und Verhaltenstipps für Prostatakrebs-Patienten, allgemeine und spezielle Ernährungsberatung, Krankengymnastik, Massagen, Bewegungstraining und -therapie, autogenes Training, psychologische Einzel- und Gruppengespräche. Sinnvoll ist es, wenn Angehörige und Partner an Beratungsgesprächen und psychologischen Gesprächen teilnehmen.

Möglich ist anstelle einer stationären auch eine ambulante Reha in einer Einrichtung, bei der man nur stundenweise betreut wird oder täglich am Abend nach Hause fährt. Viele Betroffene wollen ihr häusliches Umfeld behalten. Daher ist das Angebot der ambulanten Reha für viele Patienten ein Fortschritt.

Für Reha-Versorgung ist wie für die Krebsbehandlung in der Klinik eine Zuzahlung zu leisten. Ausgenommen sind hier wie dort Härtefälle. Es empfiehlt sich, bei der Krankenversicherung nachzufragen. Die Rehabilitation ist im Sozialgesetzbuch V (Krankenversicherung) und VI (Rentenversicherung) geregelt. Im Internet nachzulesen unter www.sozialgesetzbuch-bundessozialhilfegesetz.de. Über rechtliche Grundlagen, Leistungsumfang, die Beantragung und Finanzierung von Reha-Maßnahmen informiert die Deutsche Rentenversicherung (www.deutsche-rentenversicherung-bund.de) und das Netz Betanet (www.betanet.de).

Beckenboden-Training

Bei einer radikalen Prostataentfernung, aber auch infolge einer Strahlentherapie wird oft der äußere Schließmuskel der Harnröhre geschwächt. In fast allen Fällen wird dieser Muskel, der im Beckenboden zwischen dem Damm und der Prostata liegt, nicht komplett zerstört, sondern nur teilweise, oder es werden feine Nerven durchtrennt, die die Muskelaktivität steuern. Jeder weiß, dass man Muskeln durch Muskelarbeit aufbauen kann. Neue Muskelfasern werden gebildet, die Muskelkraft wird erhöht. Auch Nerven bilden sich wieder neu. Dies gilt auch für die Muskeln und Nerven im Beckenbereich.

Im Rahmen einer Reha werden Kurse zum Beckenboden-Training angeboten. Zuweilen spricht man schlicht von Kontinenztraining. Das systematische Training des Beckenbodens einschließlich des Schließmuskels ist ein aussichtsreicher Weg, um die Kontrolle über die Blasenent-

BILD 1, BILD 2 und **BILD 3**: Leben im Alter mit oder ohne Krebs:
Nach einer schweren Behandlung bereitet eine Reha auf den neuen Lebensabschnitt vor.

leerung wiederzugewinnen. Es gibt ein Programm aus Übungen, die aufeinander aufbauen. Den Grundstein bildet eine ganz einfache Übung, die hier beschrieben wird. Jeder kann sie schnell lernen und ausführen. Dann kommt es auf das Training an, das heißt auf stetige Wiederholungen. Man kann sich angewöhnen, während eintöniger Tätigkeiten, zum Beispiel beim Autofahren, in der Warteschlange, beim Fernsehen, am Bildschirm, nebenbei und unbemerkt ein bisschen Krafttraining zu machen.

Wiedererlangung von Potenz

Hat Mann durch die Krebsbehandlung belastende Probleme mit mangelnder Potenz davongetragen, kann man sich ausführlich medizinisch und psychologisch beraten lassen, so auch bei dem zuständigen Fachpersonal der Reha-Einrichtung. Die Potenz ist relativ häufig nach allen drei Behandlungsmethoden beeinträchtigt: nach einer Prostataentfernung sowie Strahlentherapie, weil Nerven und Gefäße verletzt wurden, und nach einer Hormonbehandlung, weil sie das Sexualhormon Testosteron blockiert. Eine Strahlentherapie beeinträchtigt die Potenz in besonderer Weise. Nach abgeschlossener Behandlung treten Potenzprobleme meist gar nicht oder nur selten auf. Doch zwei bis drei Jahre später haben nicht wenige Männer mit ihnen zu kämpfen. Umgekehrt verhält es sich nach einer operativen Prostataentfernung. Zahlreiche Operierte sind von Potenzproblemen betroffen. Mit der Zeit und mit Unterstützung geht es jedoch wieder bergauf, und ein Teil von ihnen lässt die Probleme hinter sich.

INFO

Krafttraining fürs Becken

Ein trainierter Schließmuskel hält den Urin besser und gibt Sicherheit. Worin bestehen die Übungen? Man bringt Anspannung und Entspannung des Beckenbodens und Schließmuskels mit der Atmung in Übereinstimmung. Man zieht den Beckenboden im Damm zusammen, ohne jedoch den Afterschließmuskel und die Bauchmuskeln anzuspannen. Männer spüren die leichte Kontraktion zwischen After und Hodensack. Dann lässt man die Anspannung los. Beim Einatmen entspannt man den Beckenboden, und beim Ausatmen zieht man ihn zusammen. Das ist das Prinzip. Einatmen–entspannen, ausatmen–anspannen. Anschließend übt man schnelles An- und Entspannen und langsames im Wechsel. Beispielsweise werden vier schnelle und vier langsame Kontraktionen alle zwei Stunden wiederholt.
Eine andere Übung besteht darin, den Urinstrahl mehrmals anzuhalten. So erwirbt man allmählich eine wachsende Kontrolle über den Schließmuskel.

Eine Behandlung, die mit dem Ziel durchgeführt wird, das Erektionsvermögen wiederzuerlangen, benötigt Zeit. Sie kann frühestens mit der Reha beginnen. Seit dem Jahr 1998 helfen Viagra® und Co. auch zahlreichen Männern, deren erektile Funktion durch eine Prostatakrebs-Behandlung geschädigt wurde. Voraussetzung dafür ist aber, dass ein Teil der wichtigen Nerven und Gefäße noch intakt ist. Sie dürfen die Medikamente nicht zusammen mit Nitraten oder stickoxidhaltigen Mitteln (bei Brustenge, Angina Pectoris) nehmen.

Ob eines der Medikamente infrage kommt, muss der Arzt entscheiden. Männer, die nach einer nerverhaltenden Prostata-OP keine nächtlichen Spontanerektionen mehr haben, können vor der Nacht eines dieser Arzneimittel nehmen. Da die Erektionsnerven nach einer derartigen Operation noch teilweise intakt sind, kann das Medikament oft wieder zu nächtlichen Spontanerektionen verhelfen. Nächtliche, spontane Erektionen trainieren die Schwellkörper. Dabei erschlafft (!) die unwillkürliche Muskulatur der Schwellkörper und öffnet damit die Schleusen der Blutgefäße. Da gleichzeitig Venenklappen den Abfluss des Blutes behindern, schwillt der Penis prall an. Nächtliche Erektionen versorgen die Schwellkörper mit Sauerstoff und erhalten die Muskelsubstanz im Penis. So halten sie die Erektionsfähigkeit aufrecht. Neben den genannten Medikamenten gibt es andere Mittel, um die Potenz teilweise zurückzugewinnen. Der behandelnde Urologe und Mitarbeiter der Reha beraten hierüber.

Klar bei dem Thema ist natürlich, dass es zum alternden Mann dazugehört, sich mit dem Nachlassen der Potenz abzufinden wie mit nachlassender Körperkraft oder überhaupt mit dem Altern. Wenn Ihre unzureichende Potenz Ihnen Probleme macht, müssen Sie wissen, dass Impotenz gefühlte Impotenz ist, ebenso wie Potenz gefühlte Potenz ist. Erfahrungen mit Impotenz und die Vorstellung, impotent zu sein, verarbeiten Sie emotional.

Wie reagieren Sie darauf in Ihrem Innern?

Gedemütigt, gekränkt, resigniert, wütend, verdrängend, überkompensierend, aggres-

ALLGEMEINER NACHSORGE-PLAN NACH EINER PROSTATAKREBS-BEHANDLUNG

Zeitraum	PSA-Bestimmung
1. und 2. Jahr	alle 3 Monate; 1. Untersuchung 12 Wochen nach Behandlung
3. und 4. Jahr	alle 6 Monate
ab 5. Jahr	alle 12 Monate

siv oder erleichtert? Impotenz ist selten total, das heißt, viele Männer haben noch Erektionen, nur viel seltener. Selbst wenn sich keine Erektion einstellt, ist ein Mann ja nicht sexuell impotent im weiteren Sinne. So kann er durchaus seine Frau oder seinen Partner auf eine andere Art stimulieren und befriedigen.

Wenn die Partnerin sich an einer Lösung des Sexualproblems beteiligt, ist das eine große Unterstützung. Schließlich kann man versuchen, sein Potenz-Impotenz-Problem durch eine psychotherapeutische Beratung zu behandeln, vielleicht gemeinsam mit dem Partner.

Nachsorge

Das Ergebnis einer Krebsbehandlung, sei sie eine Operation, Strahlen- oder Hormontherapie, hängt nicht zuletzt von regelmäßigen Kontrolluntersuchungen ab. Das Ergebnis einer aufwendigen und anstrengenden Behandlung wäre deutlich geschmälert, wenn der Krebs erneut erwachte (Tabelle Seite 98).

Manche Männer glauben irrtümlich, dass eine gute Nachsorge eine Wiedererkrankung vermeiden oder aufschieben würde. Das wäre schön, ist aber leider nicht der Fall. Zur Nachsorge gehören Nachsorge-Untersuchungen und, falls nötig, Nachsorge-Behandlungen. Die regelmäßigen Untersuchungen sollen eine mögliche Wiedererkrankung so früh wie möglich erkennen, um sie leichter und erfolgreicher behandeln zu können. Darüber hinaus sollen sie unerwünschte Wirkungen des Eingriffs erkennen und wenn nötig behandeln.

Zu den Nachsorge-Untersuchungen gehören in praktisch allen Fällen PSA-Bestimmungen. Ultraschalluntersuchungen, Harnflussmessung oder Skelettszintigraphie sind selten erforderlich (siehe Kapitel „Die Untersuchungen der Prostata", Seite 113).

Steigen bei Nachsorge-Untersuchungen die PSA-Werte an, dann liegt das meist daran, dass der Krebs nicht vollständig entfernt oder zerstört wurde und wieder aufflammt. Wie gesagt, heilt die Erstbehandlung rund 70 von 100 Männern vom Krebs. Die übrigen 30 sind noch nicht ausgeheilt. Mediziner sprechen von einem Rezidiv. Sie meinen damit die Rückkehr der Erkrankung nach der Behandlung. Bestätigt sich der Verdacht, muss nachbehandelt werden. War die Erstbehandlung eine Strahlentherapie, so kommt eine Hormongabe in Betracht – selten eine Salvage-Operation (siehe Glossar). War die Erstbehandlung eine Opera-tion, dann ist meist eine Strahlenbehandlung angesagt.

BILD 1 und **BILD 2**: Jetzt helfen Beziehungen enorm, die zum Partner, aber auch zu weniger vertrauten Personen. Erstaunlich, wie man vergessene Beziehungen wieder aufleben lassen kann.

MITHOFFENDE MITBETROFFENE

Heute fassen Mediziner, Psychologen und andere Wissenschaftler Gesundheit auch sozial auf. Dahinter steht die unabweisbare Erkenntnis, dass der Einzelne tief mit anderen verbunden ist. Ein empfindender Leib entsteht und lebt in Wechselwirkungen mit seiner sozialen Umwelt. Seine Gesundheit wird auch durch andere Menschen aufrechterhalten, wie sie durch andere gestört werden kann. Heilung, Genesung und Bewältigung von Krankheit wären ohne Solidarität durch andere nicht möglich.

Eine Krebserkrankung trifft nicht nur den Einzelnen, sondern im weiteren Sinn auch seine nächsten Menschen, also die Partnerin, Kinder, Angehörige und enge Freunde. Der engste Kreis leidet unter den Ängsten, Anstrengungen, Unannehmlichkeiten des primär Betroffenen mit. Eine Medizinjournalistin für die New York Times drückte es so aus:

„Wenn jemand in der Familie eine chronische, zu Invalidität führende unheilbare oder lebensbedrohliche Krankheit bekommt, ist es wahrscheinlich, dass alle Familienmitglieder ebenfalls ‚krank' werden. Ziele und Pläne des Ehepartners und der Kinder wie auch der erkrankten Person müssen häufig neu überdacht und die Rollenverteilung innerhalb des Familiengefüges muss neu festgelegt werden. Die Kommunikationsmuster ändern sich, nicht immer zum Guten, und der dadurch bedingte emotionale, körperliche und finanzielle Stress kann sogar die stabilsten Beziehungen belasten." (s. Literatur, Wainrib, S. 17)

Das heißt aber auch, dass die Mitbetroffenen den Erkrankten entlasten, unterstützen und seine Kräfte und Ressourcen stärken können. Das mag idealtypisch klingen und ist in der Wirklichkeit manchmal ganz anders. Sicher gibt es auch Fälle, in denen die soziale Dynamik dazu führt, dass der Erkrankte noch zusätzlich leidet. Doch unbestritten ist, dass eine abgestimmte Bewältigungsarbeit des Hauptbetroffenen und der wichtigen Mitbetroffenen hilft und zu zahlreichen kleinen Erfolgserlebnissen führt.

Ärzte sagen den betroffenen Männern und ihren Partnern, sie sollten jeden Tag des Lebens bewusst erleben und genießen. Später einmal würden sie an diese schwere Zeit zurückdenken, die sie näher zusammenbringe. Viele Paare bestätigen das. Entscheidend ist, dass beide Partner vom Zeitpunkt der Diagnose an aktive Rollen übernehmen und nicht das Heft aus der Hand geben. Je nachdem, wie viel Zeit Ihnen zur Entscheidung über eine Behandlung bleibt, geht es zuerst darum, viele Informationen über Prostatakrebs zu sammeln und auszuwerten und die Diagnose mit dem Arzt zu besprechen. Wichtige Termine beim Arzt sollten Sie gemeinsam wahrnehmen. Sie können sich darauf vorbereiten, indem Sie wichtige Fragen

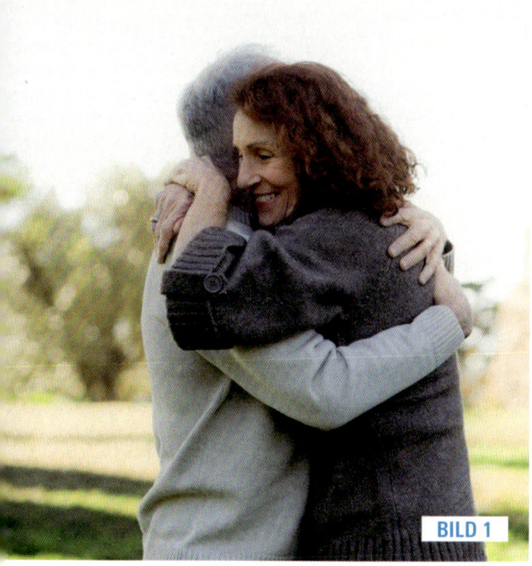
BILD 1

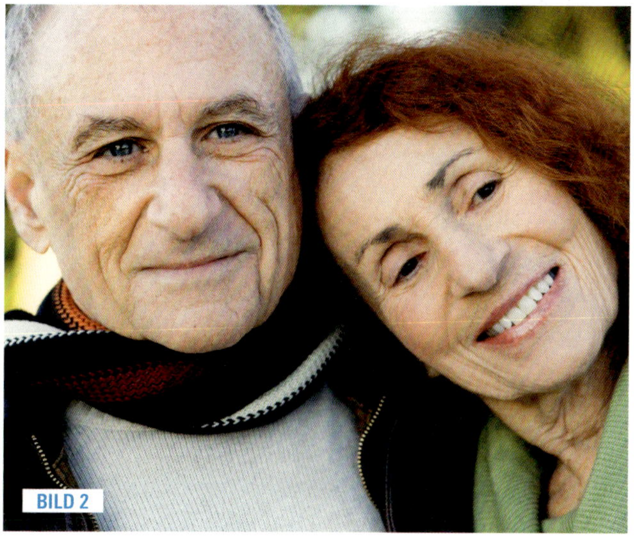
BILD 2

auflisten. Vielleicht machen Sie oder Ihre Partnerin Notizen beim Arztgespräch.

Die ärztlichen Leitlinien verlangen ausdrücklich, dass die Partnerin oder der Partner an Aufklärungs- und Beratungsgesprächen teilnehmen kann. Der Urologe soll über Behandlungsmöglichkeiten, Erfolgsaussichten, Auswirkungen auf das körperliche Erscheinungsbild, Harn- und Stuhlkontrolle, Sexualleben und männliches Selbstbild aufklären.

Reaktion der Seele

Wie reagiert ein Mann in seinem Inneren auf die Diagnose Prostatakrebs? Barbara Rubin Wainrib, Betreuerin von Prostatakrebs-Patienten in Montreal, Kanada, beschreibt einige emotionale Reaktionen, die häufig vorkommen (siehe Literatur):

- Verleugnen
- Nicht-wahrhaben-Wollen
- Wut
- Angst
- Depression
- Kontrollverlust
- Wunsch nach Kontrolle
- Bedürfnis, sich zurückzuziehen
- Schweigsamkeit
- Trauer
- Flucht
- Schuld- und Schamgefühle.

Wie reagieren die Partnerinnen emotional auf die Diagnose und auf die Reaktionen des Mannes? Barbara Rubin Wainrib nennt vielfach zu beobachtende Reaktionen der mitbetroffenen Partnerinnen:

- Emotionale Isolierung
- Groll
- Überforderung
- Anspruchshaltung
- Flucht aus der Wirklichkeit.

Entscheidend für die emotionale Bewältigung der Erkrankung ist es, ein soziales Netzwerk aufzubauen, das den Betroffenen helfen kann. Die Psychologin hat dazu ein Stufenmodell entwickelt. Auf der ersten Stufe stehen Bekannte, die man oberflächlich kennt, die aber gern gelegentlich und mal kurz helfen. Auf der zweiten Stufe stehen Bekannte, die man schon lange kennt, aber nicht wirklich gut persönlich. Die Beziehung zu ihnen ist nicht oberflächlich, aber auch nicht vertraulich und nah, eher distanziert. Es sind in der Regel Personen, mit denen man schon oft zu tun hatte. Ein gemeinsames

Interesse oder eine gelegentliche oder ehemalige Zusammenarbeit verbindet einen. Diese Bekannten leisten meist gern praktische Hilfe, wenn man sie fragt. Auf der dritten Stufe befinden sich schließlich die Vertrauten und Nahestehenden, die einem viel bedeuten. Die Beziehung ist vertraut und persönlich und natürlich ambivalent. Die Vertrauten können einen moralisch und emotional unterstützen. Barbara Rubin Wainrib schlägt vor, dass eine Partnerin gemeinsam mit dem Partner Kontakt zu allen Bekannten aufnimmt und ein Netzwerk knüpft. Manchmal hilft bereits ein kleiner Wink in Richtung alte Freunde und Bekannte, dass sie auf den Erkrankten zugehen.

Innerhalb des Paares erzeugt die Kommunikation der Partner immer wieder auch Verletzungen, Ärger und Groll auf einer oder beiden Seiten. Die große Kunst des Dialogs sei es, das Sprechen nicht in zwei parallele Monologe abgleiten zu lassen. Man muss daher wachsam und auf der Hut sein. Diese Gefahr ist nicht neu. Sie ist nur nach der Diagnose Prostatakrebs größer, weil der Mann und seine Partnerin empfindlicher für Verletzungen werden. Dem Partner und den Angehörigen wird von Expertenseite empfohlen, alles dafür zu tun, dass der gezeichnete Mann, als der er sich durch die Erkrankung fühlt, sich nicht vom sozialen Leben isoliert, vielmehr so wie bisher daran teilnimmt, oder sogar jetzt erst recht.

Das Schweigen brechen

Immer noch ist eine ernsthafte Erkrankung ein gesellschaftliches Tabu. Man schämt sich ihrer. Nicht jeder darf von ihr wissen. Das gilt besonders für die Krebserkrankung. Immer noch macht es verlegen, wenn man einem Bekannten gegenübertritt, der an Krebs erkrankt ist. Am liebsten würde man ihm aus dem Weg gehen. Und genau das ist falsch. Alle Erfahrungen zeigen, dass Ehrlichkeit und Offenheit gut sind und helfen und dass Geheimnisse voreinander eher hinderlich sind. Alle Einzelheiten, alle Schwierigkeiten im praktischen Leben, die sich aus der Krebserkrankung ergeben, wollen gesehen, respektiert und angesprochen sein.

Daher ist es hilfreich, wenn der Partner und die vertrauten Menschen des engsten Kreises den primär Betroffenen ansprechen und offen mit ihm reden. Hierfür sollten sich die Mitbetroffenen ein wenig schlau machen. Sie können sich medizinisch vom Urologen sowie psychologisch beraten lassen. Was die große Zahl praktischer Probleme des Lebens betrifft, ist es nützlich, andere betroffene Männer und Angehörige kennenzulernen.

Gemeinsam stark werden

Bereits in der Reha haben Sie als Patient Schicksalsgenossen getroffen. Sicher sind Sie auf eine Selbsthilfegruppe Prostatakrebs hingewiesen worden oder haben schon mit ihr Kontakt aufgenommen.

Selbsthilfegruppen sind ein Ort des Austausches. Viele Männer überwinden hier zum ersten Mal ihre Zurückhaltung und erzählen fremden Menschen etwas über ihre Erkrankung und ihre Erfahrungen. Im sozialen Netzwerk einer Selbsthilfegruppe erhalten Sie wertvolle Ratschläge und Hilfe. Hier machen Sie die Erfahrung, dass Sie nützlich und wertvoll für andere sein können. Selbsthilfegruppen gibt es in vielen größeren Städten (siehe Seite 136).

Wenn man allein ist

Wie geht eigentlich ein Mann mit der Diagnose Prostatakrebs um, wenn er keine Partnerin, keinen Partner, vielleicht auch keine Angehörigen hat? Wie bewältigt er die Herausforderungen? Vielleicht ist Ihre Partnerin oder Ihr Partner gestorben, oder Sie haben sich getrennt. Vielleicht gibt es keine Kinder. Vielleicht sind Sie alleinstehend. Was können Sie tun? Was hier über den Partner gesagt wurde, lässt sich auf eine nahestehende Person und sogar auf Sie als Erkrankten übertragen. In der Regel gibt es immer einige wichtige andere Menschen. Diesen Menschen sollten Sie Ihre Diagnose mitteilen, Kontakt zu ihnen halten und ein kleines soziales Netzwerk um sich herum aufbauen. Doch darüber hinaus ist es unverzichtbar, dass Sie sich selbst ein guter Partner sind. Wie geht das? Vielleicht hilft es Ihnen, wenn Sie sich eine gute Partnerin, die Mutter oder eine geliebte Person oder Figur vorstellen. Vielleicht haben Sie bereits eine gute Beziehung aus der Vergangenheit in Ihr Herz und Selbst aufgenommen. Bei allen Ihren Aktivitäten und in Ihren Beziehungen machen Sie die überraschende Erfahrung, dass Sie sich selbst ein guter Partner sind.

Selbsthilfegruppen: Von Betroffenen lernen

Diagnose Prostatakrebs. Unter den Füßen bröckelt der Boden. Was heißt das? Wer beantwortet die Flut von Fragen, die über einem hereinbricht? Wer gibt einem Orientierung? Mancher Mann hat in dieser existenziellen Ausnahmesituation erlebt, wie der Austausch mit anderen Betroffenen zum Rettungsboot wurde, das ihn aufnahm und ihm Sicherheit gab. Im Internet können Sie sich durch den Dschungel der Seiten und -portale klicken. Medizinische Fachbegriffe, Tumorkategorien und Gleason-Grade werden auf Sie einprasseln. Spezielle Behandlungsverfahren werden angepriesen. Welche sind zuverlässige Informationen, welche sind marktschreierisch? Die eine Klinik empfiehlt dies, die andere das. Sie kriegen das nicht auf Anhieb sortiert. Sie wollen wissen, wie andere mit Prostatakrebs umgehen. Mit etwas Glück landen Sie auf dem Forum einer Selbsthilfe-Organisation. Dort tauschen sich Betroffene über Untersuchungen und Behandlungsverfahren aus. Sie lesen die Fragen und Antworten der anderen. Sie stellen ihre Fragen, Anfängerfragen. Andere Betroffene teilen Ihnen ihre Erfahrungen mit. Auf der Seite des Bundesverbandes Prostatakrebs beantworten zwei Ärzte medizinische Fachfragen.

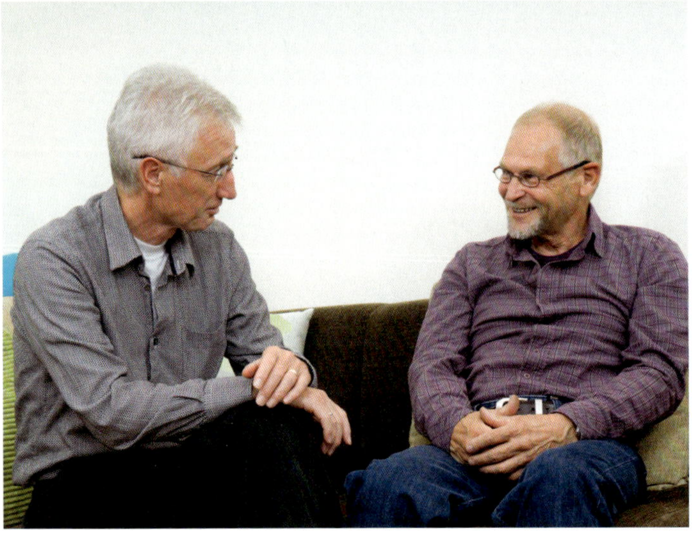

Treffpunkt Selbsthilfe

In einigen größeren Städten gibt es Selbsthilfegruppen, die sich auch persönlich treffen. Man freut sich in diesen Gruppen über neue Gäste, denen man gern weiterhilft. Die Gründe, die Männer bewegen, sich an eine Selbsthilfegruppe zu wenden, sei es virtuell oder real, sind immer andere und ganz persönlich. Aber folgende Aspekte sind sicherlich häufige Anstöße, sich selbst Hilfe zu suchen:

- Man erhält in Selbsthilfegruppen zahlreiche Informationen über die anstehenden Untersuchungen und die möglichen Behandlungsverfahren, aber auch über lebenspraktische Fragen aus erster Hand.
- Betroffene, die sich organisiert haben, sind bereit, ihre persönlichen Erfahrungen mit der Bewältigung der Erkrankung mitzuteilen und einen so auf dem Weg ein Stück zu begleiten.
- Man gewinnt nicht nur an Selbstsicherheit in Bezug auf die medizinischen Fragen und die Gespräche mit den Ärzten, sondern häufig auch an neuem Lebenswillen, wenn man sich mit Betroffenen austauscht, die die schwierige Situation bereits durchgestanden haben.

Viele Männer haben durch den Austausch mit anderen Betroffenen gelernt, kontaktfähiger zu werden und besser ihre eigenen Interessen zu vertreten. Die gegenseitige Motivation, die sie erfahren, geht über den Tag hinaus. Depressivität und körperliche Beschwerden nehmen dagegen oft ab.

KREBSVORBEUGUNG

Welche Rolle spielt die Ernährung für die Entwicklung von Prostatakrebs? Was an der Ernährung ist entscheidend? Lösen Bestandteile in der Nahrung Krebs in der Prostata aus? Zu viel Fett oder zu viel Alkohol? Rufen Schadstoffe, die mit der Nahrung aufgenommen werden, Prostatakrebs hervor? Schützen auf der anderen Seite bestimmte Nährstoffe oder Vitamine vor Prostatakrebs? Wenn man nur kurz

Wie gehen andere mit der Erkrankung um? Betroffene sind Krebsexperten. Ihre Erfahrungen sind wertvoll für andere.

über die Fragen nachdenkt, ahnt man bereits, dass zu ihrer wissenschaftlichen Beantwortung jahrzehntelange Studien mit großen Teilnehmergruppen notwendig wären. Die Männer müssten akribisch über ihre täglichen Mahlzeiten Buch führen. Sie müssten ständig untersucht, ihre Mahlzeiten genau analysiert werden. Das ist praktisch nicht durchführbar.

Dass Menschen länger leben, die sich gesundheitsbewusst ernähren, stellten Forscher am Deutschen Krebsforschungszentrum in Heidelberg fest. An der Beobachtungsstudie, die 21 Jahre dauerte, beteiligten sich nur Männer und Frauen, die sich nach ihrem eigenen Ermessen gesund ernährten. Unter den 1904 Personen befanden sich 1165 Vegetarier, die auch Eier und Milchprodukte verzehrten, 679 Nichtvegetarier, die gelegentlich kleine Mengen Fleisch und Fisch genossen, sowie 60 Veganer, die nur Pflanzenkost zu sich nahmen.

Im Zeitraum von 1978 bis 1999 überlebte die Hälfte der Männer und ein Drittel der Frauen die vergleichbare Allgemeinbevölkerung. Es starben deutlich weniger Männer und Frauen an Herz-Kreislauf-Erkrankungen, Krebs, Atemwegs- und Magen-Darm-Erkrankungen als in der Normalbevölkerung. Vegetarier und Veganer starben etwas seltener als Nichtvegetarier an einer Erkrankung der Herzkranzgefäße. Statistisch bedeutsam war aber einzig die niedrigere Sterblichkeit aller drei gesundheitsbewussten Gruppen im Vergleich zur Allgemeinbevölkerung.

Lob der ostasiatischen Küche

Eine Fülle von Statistiken liefert starke Hinweise darauf, dass Fehlernährung Krebs fördert. So schreibt die Weltgesundheitsorganistion WHO auf ihrer Internetseite, dass etwa 30 von 100 Krebserkrankungen in westlichen Industrieländern auf die Ernährung zurückgehen oder mit ihr in Zusammenhang stehen. Die Ernährung stehe nach dem Vermeiden oder Aufgeben des Rauchens auf Platz zwei der Maßnahmen zur Krebsvorbeugung. Ein hoher Fleischkonsum und Übergewicht ständen im Verdacht, Krebs zu fördern. Die Organisation empfiehlt eine an Obst und Gemüse reiche Ernährung und tägliche körperliche Aktivität.

Es gibt mindestens einen Hinweis dafür, dass die Entstehung von Prostatakrebs mit der Ernährung zu tun hat. Mehrfach wurde mit Daten belegt, dass Chinesen und Japaner erheblich seltener an Prostatakrebs (und an der gutartigen Vergrößerung der Prostata) erkranken als US-Amerikaner. Alle Tumorstadien, vor allem auch frühe Stadien, werden bei Autopsien auffallend seltener bei verstorbenen Chinesen und Japanern entdeckt als bei weißen, vor allem aber als bei schwarzen US-Amerikanern; vorausgesetzt sie lebten in ihren ostasiatischen Heimatländern. Denn sind sie vor Jahren in die Vereinigten Staaten gezogen, dann befällt Prostatakrebs Chinesen und Japaner fast ebenso häufig wie die übrige Bevölkerung dort. Sucht man nun nach den Unterschieden, fällt auf den ersten Blick auf, dass in China

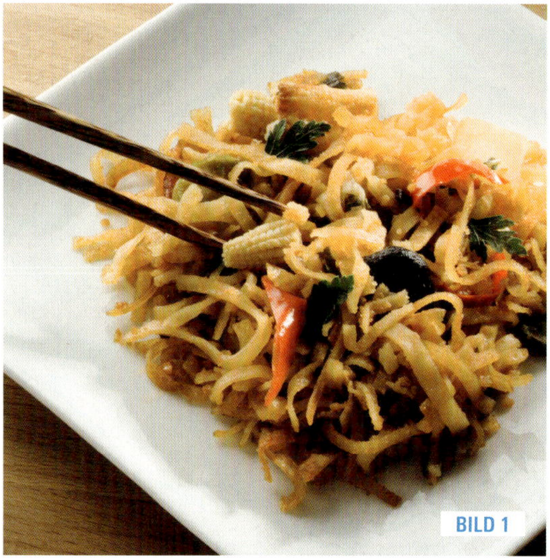

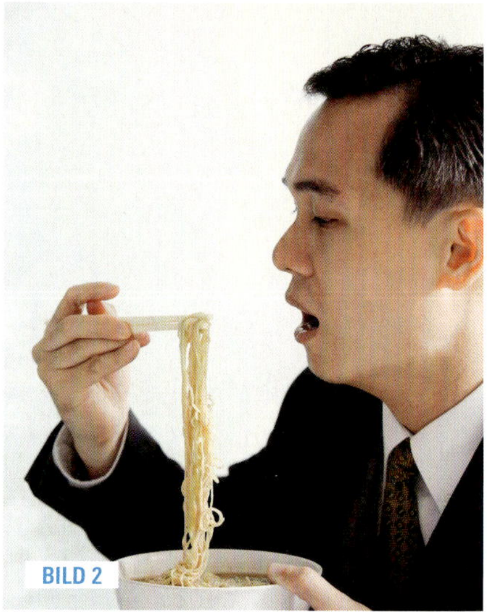

BILD 1 und **BILD 2**: Sind die chinesische und ostasiatische Küche gesünder? Chinesen und Japaner haben seltener Prostatakarzinome als Männer in anderen Ländern.

und Japan relativ wenig Fleisch verzehrt wird, in den USA dagegen viel. Ein hoher Verzehr tierischer Fette steht unter dem Generalverdacht, Krebserkrankungen zu begünstigen. Zudem ist auch die pflanzliche Kost sehr unterschiedlich. In Japan und China gehören Sojabohnen und Sojaöl zur Küche.

Fette Hassliebe

Sind die fetten Jahre nicht längst vorbei? In Deutschland ist der Fleischkonsum pro Kopf deutlich zurückgegangen. Sind die Zeiten nicht magerer und gesundheitsbewusster geworden? Doch immer noch leben wir wie die Maden im Speck. Schweinebauch und Eisbein sind vorbei, aber gegrillt werden Döner, Steaks und Rippchen auf jedem grünen Fleck. Wir lieben, was wir verteufeln: Pommes, Currywurst, Remoulade, Kartoffelchips, Pralinés und Croissants. Die fetten Jahre sind noch lange nicht vorbei.

Fette spielen bei der Ernährung eine ebenso unersetzliche wie riskante Rolle. Deshalb soll auf sie kurz eingegangen werden. Der Fettanteil einer gesunden Ernährung beträgt 30 von 100 Kalorien.

GESUNDE EMPFEHLUNG

Krebsexperten in den USA und in Deutschland empfehlen eine Ernährungsweise, die sich so zusammensetzt:

Die Hälfte der Kalorien soll mit Kohlenhydraten gedeckt werden, vor allem mit Vollkornbrot und -mehl, Kartoffeln, Reis, Nudeln … und ein kleiner Teil mit reinem Zucker.

Fette sollen 30 von 100 benötigten Kalorien beisteuern.

15 von 100 Kalorien sollen Proteine beitragen. Fleisch und Eier, aber auch Hülsenfrüchte wie Sojabohnen, Bohnen, Erbsen, Linsen sowie Haferflocken, Getreidekeime und Nüsse enthalten Eiweißstoffe.

Höchstens 5 von 100 Kalorien sollen gesunde Erwachsene in Form von Alkohol zu sich nehmen.

Ein Beispiel: Falls Sie 2000 Kilokalorien am Tag benötigen, sollen Fette 600 Kilokalorien (das entspricht 30 von 100) beisteuern.

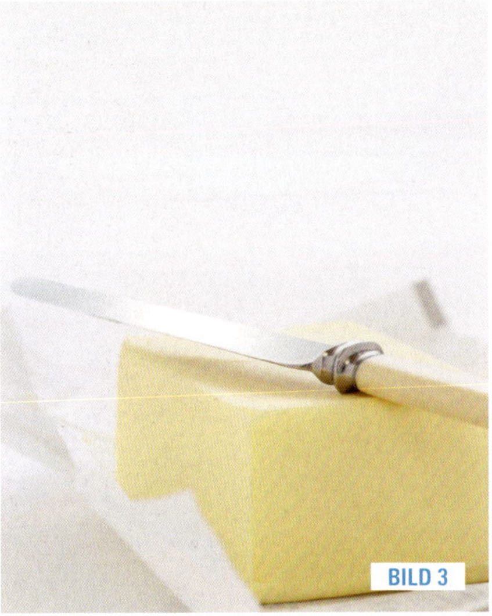

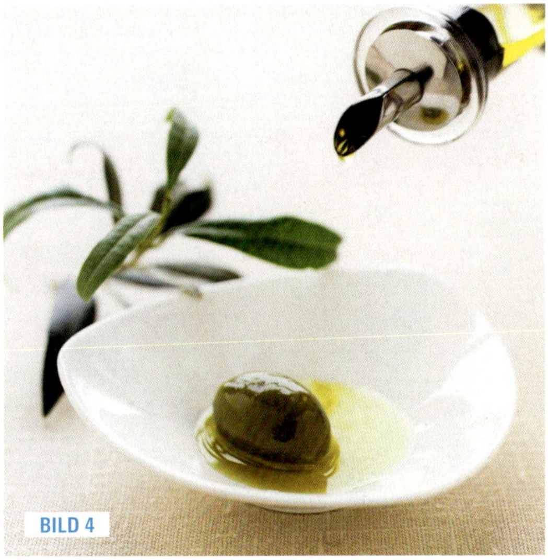

BILD 3 und **BILD 4**: Butter oder Olive? Wir dürfen getrost auch gesättigte Fette wie Butter oder andere tierische Fette essen, aber nur in geringerem Maße.

Rein rechnerisch könnten Sie 77 Gramm Butter essen und damit Ihren täglichen Fettbedarf decken. Allerdings wäre das eine extrem ungesunde Ernährung. Denn Butter gehört zu den gesättigten Fetten. Diese sind bei Raumtemperatur fest wie viele tierische Fette in Fleisch, Wurst und Käse. Ungesättigte Fette dagegen sind vor allem pflanzliche Öle, die bei Raumtemperatur flüssig sind.

Aus gesundheitlichen Gründen sollen zwei Drittel der Nahrungsfette ungesättigte Fette sein, und nur ein Drittel darf aus gesättigten Fetten bestehen.

Daher dürften Sie in dem Beispiel nur 26 Gramm Butter essen. Die restlichen 400 Kilokalorien sollten Sie mit ungesättigten Fetten, also mit Pflanzenölen decken.

Die Unterteilung in gesättigte und ungesättigte Fette geht noch eine Stufe tiefer. Unter den ungesättigten Fetten unterscheidet man einfach ungesättigte und mehrfach ungesättigte Fette. Wir brauchen beide für eine gesunde Ernährung. Paradebeispiel ist Olivenöl, das überwiegend aus einfach ungesättigtem Fett besteht. Einfach ungesättigte Fette halten schädliche Fette im Blut niedrig und sind allein schon deshalb unverzichtbar. Mehrfach ungesättigte Fette sind zum Beispiel in Distelöl, Sonnenblumenöl und Walnussöl enthalten. Ein Beispiel für eine mehrfach ungesättigte Fettsäure ist Omega-3-Fettsäure, die der menschliche Organismus für Gefäße und Nerven braucht, jedoch nicht selbst bilden kann. Daher müssen wir eine gewisse Menge mit der Nahrung aufnehmen. Leinöl enthält sehr viel Omega-3-Fettsäure; es folgen Walnuss- und Distelöl. Fette Meeresfische wie Lachs und Makrele besitzen ebenfalls unersetzliche Omega-3-Fettsäure, jedoch in geringeren Mengen.

Schutz vor Zellschädigern: Antioxidanzien

In den Milliarden Körperzellen entstehen immer wieder Sauerstoffatome, die ausgesprochen reaktionsfreudig bis aggressiv sind. Chemiker nennen sie freie Sauerstoff-Radikale oder Oxidanzien. Sie sind nützlich, wenn sie bei infektiösen Entzün-

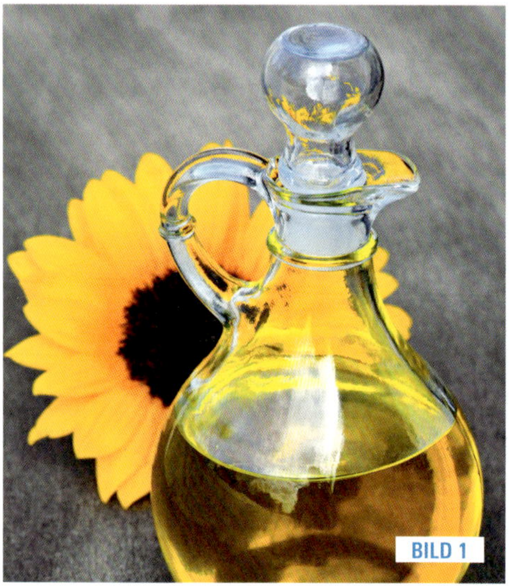

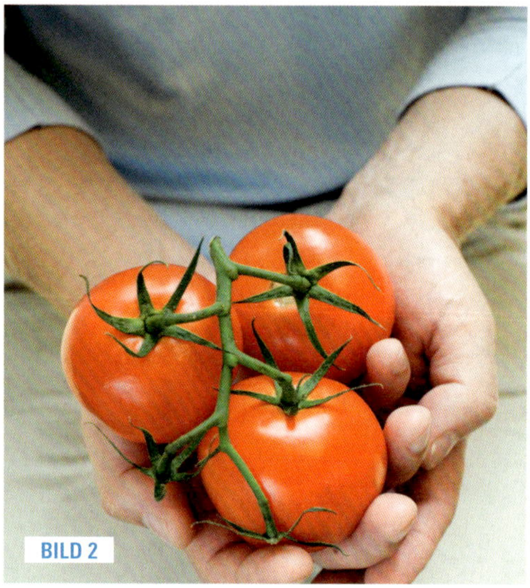

BILD 1 und **BILD 2**: Sonnenblumenöl ist reich an mehrfach ungesättigten Fettsäuren. Tomaten enthalten Lycopin, das Körperzellen vor schädlichen Oxidanzien schützt.

dungen Krankheitserreger unschädlich machen. Aber sie sind schädlich, wenn sie chemische Reaktionen in der Zellmembran oder im Zellkern hervorrufen. Sauerstoff-Radikale sind in der Lage, das Erbmaterial zu verändern und unter Umständen Krebs hervorzurufen. Je höher die Menge von Oxidanzien in einer Zelle, umso größer ist die Gefahr von Zellschäden. Der Organismus befindet sich im oxidativen Stress, wie die Fachleute sagen. Er hält ein Übermaß der aggressiven Zellschädiger mithilfe spezieller Abwehrmittel in Schach. Sie heißen wenig überraschend Antioxidanzien.

Antioxidanzien sind Moleküle, die freie Sauerstoffatome gleichsam einfangen, weil sie leicht eine Verbindung mit ihnen eingehen. Auf diese Weise neutralisieren sie sie. Wir besitzen einige körpereigene Enzyme, die als Antioxidanzien funktionieren. Doch über die begrenzten Waffen hinaus, die wir selber schmieden, sind wir auf die Hilfe weiterer Antioxidanzien angewiesen. Wir müssen sie mit der Nahrung zuführen. Es handelt sich im Wesentlichen um die Vitamine E und C, um pflanzliche Substanzen und den Spurenstoff Selen.

Vitamin E

Vitamin E ist neben Vitamin C ein bedeutender Radikalfänger. Vitamin E ist in auffallend hohen Mengen in Weizenkeimöl enthalten. Es folgen Sonnenblumenöl und andere pflanzliche Öle, schließlich Haselnüsse, Mandeln und Erdnüsse in der Liste der Vitamin-E-reichen Lebensmittel.

Dass Vitamin E zumindest Raucher vor Prostatakrebs ein wenig schützt, hat völlig unerwartet die finnische Raucherstudie gezeigt. Die Untersuchung aus dem Zeitraum 1988 bis 1994 sollte eigentlich nur die Frage beantworten, ob Vitamine Raucher vor Lungenkrebs schützen. An der Untersuchung nahmen 29 000 männliche Raucher teil. Sie wurden in vier Gruppen eingeteilt. Gruppe 1 erhielt täglich eine bestimmte Dosis Vitamin E. Gruppe 2 erhielt Karotin, aus dem der Körper Vitamin A gewinnt. Gruppe 3 bekam Karotin und Vitamin E. Gruppe 4 als Kontrollgruppe erhielt

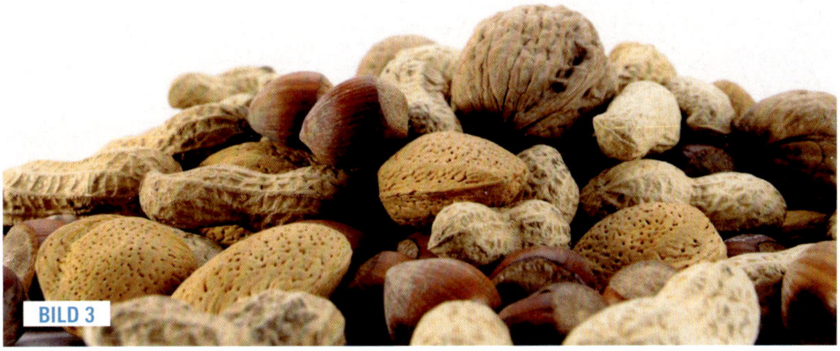

BILD 3: Nüsse sind zwar Kalorienbomben, aber dennoch gesund. Z. B. Walnüsse enthalten Omega-3-Fettsäuren, die der Körper braucht und nicht selbst zusammensetzen kann.

nichts. Das Ergebnis war ernüchternd. Vitamine schützen Raucher nicht vor Lungenkrebs. Zugleich wiesen die Daten allerdings nach, dass die Männer, die Vitamin E erhalten hatten, deutlich weniger an Prostatakrebs erkrankten als die anderen. Alle Männer der Untersuchung waren Raucher. Ob Vitamin E auch Nichtraucher ein wenig vor Prostatakrebs schützt, ist noch nicht untersucht.

Pflanzliche Helfer

Eine ganze Reihe schützender Substanzen nehmen Sie mit der Nahrung zu sich. Tomaten zum Beispiel sind reich an Lycopin, das ebenfalls antioxidativ wirkt und Zellen vor Zellschäden schützt. Daneben kommt Lycopin in Wassermelonen, Hagebutten, roten Grapefruits und Aprikosen vor. Beim Kochen, zum Beispiel mit Tomatenpaste oder -sauce, wird Lycopin in eine Form umgewandelt, die noch leichter ins Blut übergeht als rohes Lycopin. Da Männer in Mittelmeerländern weniger von Prostatakrebs betroffen sind als Männer in Mittel- und Nordeuropa, wurde vermutet, dass eine Ernährung nach mediterraner Art mit vielen Tomaten eine Schutzwirkung vor Prostatakrebs besitze. Einige Studienergebnisse sprechen für diese Vermutung. Allerdings fand eine Untersuchung in den USA im Jahr 2007 keine Schutzwirkung.

Weitere Antioxidanzien, die wir mit der Nahrung aufnehmen, gehören der Stoffgruppe der Flavonoide an. Sie sind beispielsweise in grünem Tee, schwarzem Tee, Rotwein, Zwiebeln, Tomaten, Äpfeln, Weintrauben und Saubohnen enthalten.

Selen

Selen ist ein chemisches Element, das der Mensch in geringsten Mengen benötigt, man spricht von einem Spurenelement. Vermutet wird, dass Selen vor Prostatakrebs begrenzt schützen kann. Das ergab eine Studie in den USA, bei der Männer über fünf Jahre eine zusätzliche Gabe von Selen erhielten. In Deutschland ist aber Selen ausreichend in der Nahrung enthalten. Die Pflanze nimmt Selen aus dem Boden auf. Als selenhaltige Nahrungsmittel gelten Kokosnuss, Sesam, Sojabohnen,

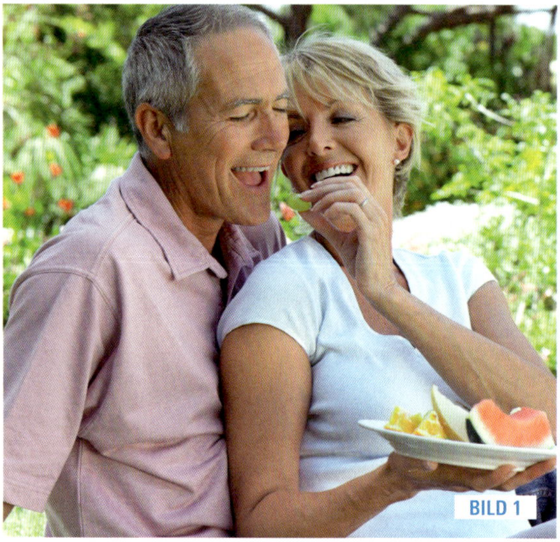

BILD 1

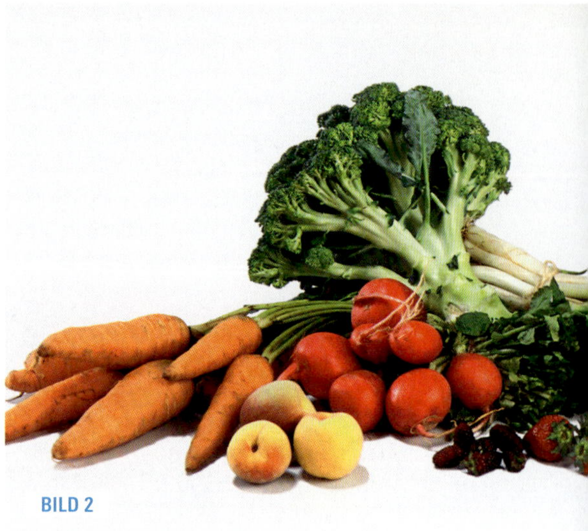

BILD 2

Weizen- und Roggenvollkorn, aber auch Fisch und Eier zum Beispiel.

Da das 10- bis 20-Fache des Tagesbedarfs giftig ist, wird empfohlen, auf Selen-Tabletten zu verzichten. Besser setzt man auf einen vielfältigen und ausgewogenen Mix an Nahrungsmitteln.

Pflanzliche Östrogene

Bevölkerungen, die traditionell in ihrer Küche Pflanzen verwenden, die große Mengen pflanzlicher Östrogene enthalten, haben weniger Brustkrebs und Prostatakrebs. Diese bösartigen Tumoren sind von Hormonen abhängig.

Einige Pflanzen bilden Stoffe, die dem weiblichen Sexualhormon Östrogen chemisch ähneln. Dabei beträgt die Wirkung pflanzlicher Östrogene im Körper nur ein Hundertstel bis ein Tausendstel der Wirkung des menschlichen Östrogens. Übrigens bilden und benötigen auch Männer Östrogen, wie auch Frauen das männliche Hormon Testosteron bilden und brauchen. Es kommt auf die Verhältnisse an.

Wichtige Quellen der wertvollen pflanzlichen Östrogene sind Sojabohnen, Sojabohnenkeime und Sojaprodukte wie Sojasauce. Eine zweite Quelle stellen Hülsenfrüchte wie Linsen, Bohnen und Kichererbsen dar. Schließlich finden sich pflanzliche Östrogene in zahlreichen Samen und Früchten, zum Beispiel in Leinsamen, Beerenobst, Kürbis, Knoblauch, Roggen und anderem Getreide, in roten Trauben, Sonnenblumenkernen, Nüssen und Sesam.

Die Wirkung pflanzlicher Östrogene wird damit erklärt, dass sie körpereigene Östrogene verdrängen. Sie besetzen Östrogen-Rezeptoren an den Zellmembranen der Zielorgane, ohne aber die Reaktion des echten Hormons auszulösen. Zum Verständnis bietet sich der Vergleich mit Schlüsseln und Türschlössern an. Falsche Schlüssel, nämlich die pflanzlichen Östrogene, werden in die Türschlösser gesteckt. Weil sie nicht ganz genau passen, können sie die Schlösser nicht herumdrehen, sie also nicht öffnen. Sie besetzen sie nur und verhindern auf diese Weise, dass die funktionierenden Schlüssel sie öffnen würden. Pflanzliche Östrogene schwächen je nach Menge die Wirkung von echtem Östrogen ab. Dies gilt für alle Zellen im Körper, die auf Östrogen ansprechen. Östrogen-Rezeptoren gibt es auch auf Zellmembranen der Prostata. Pflanzliche

BILD 1 und **BILD 2**: Wichtig sind der gute Mix und richtige Mengen: viel Pflanzliches, wenig Tierisches.

Östrogen-Moleküle besetzen diese Stellen und blockieren die Wirkung des körpereigenen Östrogens. Vermutlich sind pflanzliche Östrogene Gegenspieler des Östrogens, die dessen Wirkungen unter Kontrolle halten.

Schlussfolgerung

Es gibt zahlreiche Hinweise darauf, dass die Ernährungsweise eine Rolle bei der Entstehung von Prostatakrebs wie auch anderer Krebsarten spielt. Es ist jedoch überflüssig, das Essen mit einzelnen Nahrungsergänzungsstoffen wie Vitamin- oder Mineralien-Tabletten anzureichern. Vielmehr kommt es darauf an, sich vielseitig, vor allem mit zahlreichen unterschiedlichen Pflanzen und pflanzlichen Produkten zu ernähren. Die Kost soll ausgewogen und angemessen sein, das heißt, sie soll den verschiedenen Ansprüchen des Organismus genügen, ihn aber auch nicht überfüttern. Vom erhöhten Verzehr einzelner Nahrungsstoffe ist kein verlässlicher Schutz vor Krebs zu erwarten. Eher schützt man sich, wenn man Fehlernährung und einseitige Ernährung konsequent vermeidet.

Wie ernährt man sich am besten?

Der Mix macht's – oder die Abwechslung. In ihrem Patientenratgeber über Prostatakrebs empfiehlt die Deutsche Krebsgesellschaft wenig tierisches Fett und viel Obst und Gemüse, wie sie zum Beispiel die ostasiatische und mediterrane Küche enthalten. Auf diese Weise beuge man zugleich anderen Erkrankungen wie Herz-Kreislauf-Erkrankungen und Diabetes vor. Überdies schützt mäßiges Kraft- und Ausdauertraining vor zahlreichen Erkrankungen, vermutlich auch vor Krebs.

Vielleicht hilft zur Orientierung in Sachen Ernährung einfach die Vorstellung, dass man seinen Leib so versorgt und schützt wie sein eigenes Kind.

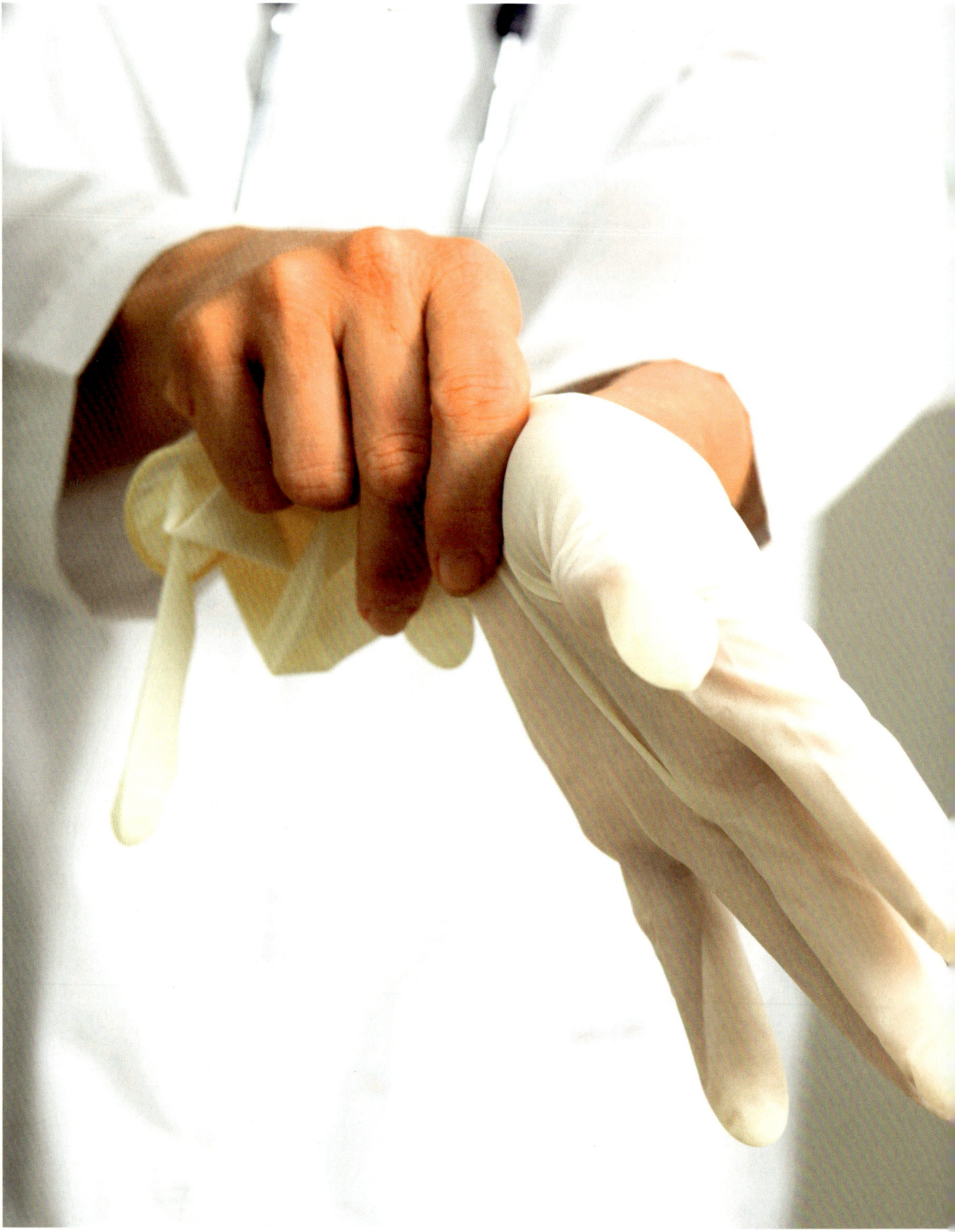

UNTERSUCHUNGEN DER PROSTATA

Abtasten, Harnanalyse und Ultraschall zählen zu den Standarduntersuchungen bei Erkrankungen der Prostata. Der PSA-Test hat sich in der Krebs-Überwachung fest etabliert. Die Gewebeentnahme (Biopsie) ist bei dringendem Krebsverdacht unverzichtbar zum Nachweis und zur Charakterisierung eines Tumors.

MIT FINGERSPITZENGEFÜHL

Die Tastuntersuchung der Prostata ist ebenso kurz und einfach wie gefürchtet und unbeliebt. Eigentlich ist sie nicht einmal unangenehm für den Mann. Normalerweise ist sie schmerzlos. Dabei ertastet der einfühlende Finger, ob mit der Vorsteherdrüse so weit alles in Ordnung ist oder nicht. Doch aus Angst vor dem Unbekannten und aus Scham, die man durchaus ernst nehmen muss, weil Männer eben so fühlen, scheuen und vermeiden viele die Untersuchung.

Durch die Bauchdecke lässt sich die Prostata nicht ertasten, weil das Schambein den Weg versperrt. Doch von hinten durch den Enddarm kann sich ein Finger nähern und sie fühlen. Der Urologe erreicht bei dieser Untersuchung nur die hinteren und seitlichen Partien der Vorsteherdrüse. Ein Patient nimmt bei der Tastuntersuchung, die meist nur eine Minute dauert, eine bestimmte Lage ein: stehend bückend, kniend bückend oder auf der Seite liegend. In der Regel tut die Untersuchung nicht weh. Nur bei einer Entzündung der Prostata und großer Empfindlichkeit kann durch das Befingern ein kurzer, stechender Schmerz ausgelöst werden. Der Autor hat einmal einen kurzen, heftigen Schmerz, aber auch keinerlei Schmerz erlebt.

Das Abtasten erfordert viel Fingerspitzengefühl und Erfahrung. Der Urologe erfühlt die Glätte der Prostatakapsel sowie die Größe der Prostata, ihre Konsistenz, Abgrenzbarkeit und mögliche Verhärtungen. Eine gesunde Prostata fühlt sich gummiartig an. Überdies nimmt der Arzt

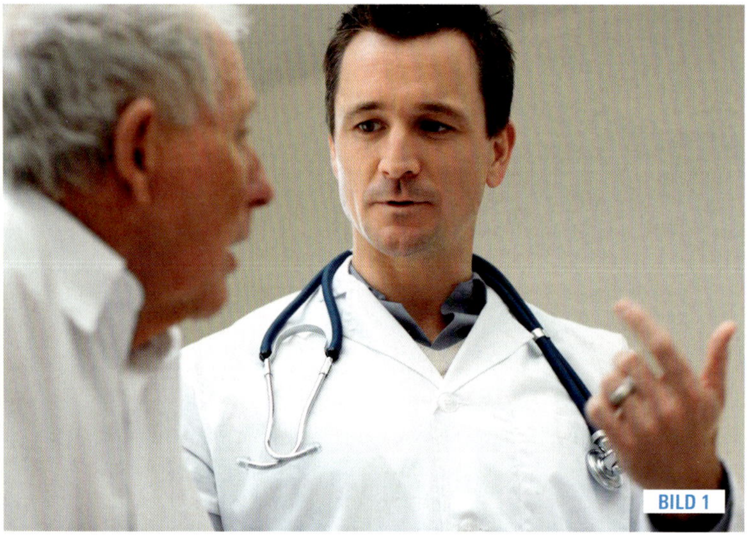

BILD 1

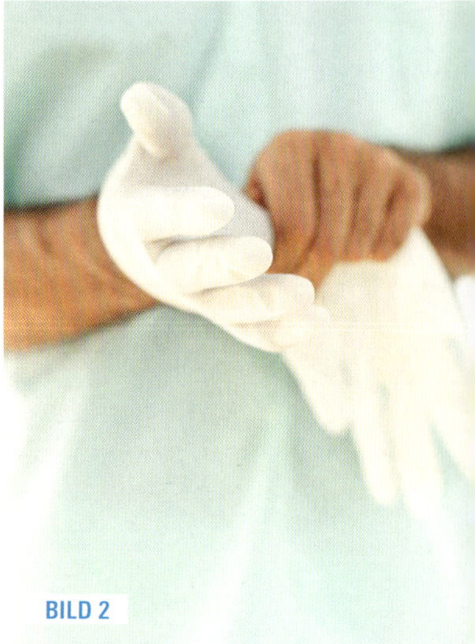

BILD 2

die Verschiebbarkeit der Darmschleimhaut und eventuelle Knoten im Enddarm wahr.

Tasten einer chronischen Entzündung

Ist die Prostata chronisch entzündet, tastet der Urologe, dass sie angeschwollen und teigig weich ist. Der Patient reagiert in manchen Fällen mit kurzem Schmerz. Ob eine chronische Entzündung vorliegt oder nicht, muss die Zweigläser-Probe zeigen (siehe Seite 116).

Besteht Verdacht auf eine akute Entzündung der Prostata, soll der Urologe das Organ nicht abtasten, weil das schmerzhaft wäre. Außerdem können aus einer akut entzündeten, von Bakterien besiedelten Prostata durch das Betasten Keime in die Blutbahn übertragen werden.

Tasten einer gutartig vergrößerten Drüse

Ist die Drüse gutartig vergrößert, tastet der Arzt ein Organ, das prall-elastisch bis prall-fest und gut abgrenzbar ist. Den Grad der Vergrößerung kann er ungefähr erfühlen. Mit halbjährlichen oder jährlichen Tastuntersuchungen stellt der Urologe fest, ob die Vorsteherdrüse rasch wächst. Wie groß das Organ ist und ob es den Blasenhals einengt, lässt sich mit Ultraschall abbilden (siehe Seite 120).

Tasten eines Prostatakarzinoms

Immer wieder ertasten Urologen auch Knötchen und verdächtige Geschwülste. Daher halten manche Patienten die Tastuntersuchung für geeignet, Prostatakrebs zu entdecken. Abtasten liefert jedoch höchstens einen wahren oder falschen Verdacht, der mithilfe einer Gewebeentnahme und -untersuchung bestätigt oder verworfen wird.

Tumoren sind meist zu tasten, wenn sie hinten oder seitlich in der Vorsteherdrüse liegen und einen Durchmesser von mindestens einem Zentimeter besitzen. Doch selbst dann können die Geschwülste unauffällig sein und „übersehen" werden. In den vergangenen Jahren wurde statistisch abgeschätzt, dass Tastuntersuchungen nur ein Drittel aller größeren Tumoren erwischen. Kleinere Tumoren und anderswo gelegene entgehen dem fühlenden Finger des Arztes in jedem Fall. Geschwülste auf dem vorderen, unerreichbaren Teil der Prostata bleiben zwangsläufig unentdeckt, sind aber eher selten.

BILD 1 und **BILD 2**: Das Gespräch zwischen Arzt und Patient ist notwendig zum Verstehen der Erkrankung und zur Klärung von Fragen des Patienten. Es erfordert wie die Tastuntersuchung Fingerspitzengefühl.

Hinter getasteten Knoten und Verhärtungen stecken nicht nur Tumoren, sondern auch Verkalkungen oder Narben von Entzündungen. So wurde beispielsweise in einer Untersuchung bei 565 Männern ein Knoten oder eine Verhärtung getastet. Die Analysen von entnommenem Gewebe wiesen aber nur bei 205 von ihnen, also bei 36 von 100, ein Karzinom nach. Die Mehrzahl, 64 von 100, hatte keinen Krebs.

Nach Ansicht der Deutschen Gesellschaft für Urologie ist eine Tastuntersuchung nur in Verbindung mit dem PSA-Test eine geeignete Methode zur Früherkennung von Prostatakrebs. Stiftung Warentest hält die Tastuntersuchung zur Früherkennung für nicht geeignet. Begründung: Es ist unwahrscheinlich, dass die Tastuntersuchung das Risiko verringert, an Prostatakrebs zu sterben. Der Nutzen lässt sich mangels zuverlässiger Studien nicht abschätzen. Die Untersuchung selbst ist harmlos, allerdings können falsche Befunde zu belastenden Folgeuntersuchungen führen, ohne dass betroffene Männer davon einen Vorteil haben. Deshalb werden die Risiken als erhöht bewertet. Die Abwägung von Nutzen und Risiken fällt insgesamt negativ aus. Dessen ungeachtet kann die schnelle, unaufwendige und nebenwirkungsfreie Untersuchung mit dem Finger auf einen Verdacht stoßen, der sich mit einer Gewebeentnahme und -untersuchung bestätigt. Wird dann ein begrenzter, behandlungsreifer Tumor identifiziert, war die Tastuntersuchung ein Volltreffer und womöglich lebensrettend.

HARN UND SEKRET

Ob eine Entzündung der Harnwege vorliegt, also von Harnblase oder Nierenbecken, zeigt die relativ einfache Analyse des Mittelstrahl-Urins, eine Standarduntersuchung der urologischen Praxis. Der Patient fängt dazu den zweiten Teil des Urins in einem sterilen Becher auf. Mittelstrahlurin ist normalerweise keimfrei. Die erste Portion, Erststrahl-Urin, wird nicht berücksichtigt, um die Bakterien der Harnröhre auszuschließen.

Im Labor wird die Urinprobe untersucht. Automatische Schnelltests messen den Säuregrad (pH-Wert) und das spezifische Gewicht und weisen Blutspuren, Eiweißstoffe, Zucker, weiße Blutkörperchen und Bakterien nach.

Zur genaueren Mengenbestimmung von Keimen oder weißen Blutkörperchen werden fünf bis zehn Milliliter Urin zentrifugiert. Anschließend untersucht ein Laborant das Sediment (den Bodensatz) unter dem Mikroskop. Weiße Blutkörperchen und Bakterien zählt er aus und rechnet sie hoch. Sie zeigen bereits eine Infektion der Harnwege an.

Zur Identifizierung von Erregern legt er Kulturen an. Er streicht dazu eine kleine, definierte Menge der Harnprobe auf einem Nährgel in einer durchsichtigen Schale aus. Anschließend stellt er die Schale in den Wärmeschrank und lässt sie dort 24 Stunden bei 37 Grad wachsen. Das Ergebnis ist oft schon mit bloßem Auge in der Kunststoffschale zu erkennen: kreis- oder strahlenförmige Bakterien- oder Pilzkolonien.

Eine Alternative zur klassischen Anzucht in einer Schale ist der Urikult-Test, bei dem ein doppelseitig beschichtetes Plastikplättchen kurz in die Urinprobe getaucht wird. Keime, die auf den Schichten der Platte haften bleiben, werden bei 37 Grad gezüchtet. Der Urikult-Test teilt Bakterien automatisch zwei großen Gruppen zu (grampositive und gramnegative Bakterien, siehe Glossar).

Das Labor testet die Keime auf die Zugehörigkeit zu Stämmen oder Arten. Außer den häufigen Erregern wie Coli-Bakterien oder Hefepilzen können viele andere Keime eine Infektion der Harnwege hervorrufen.

Zweigläser-Probe und Viergläser-Probe

Um eine akute oder chronische Entzündung der Prostata (Prostatitis) festzustellen und um eine Entzündung der Harnröhre (Urethritis) auszuschließen, muss der Urologe eine Entzündung im Sekret der Prostata nachweisen. Hierzu dient die kompliziertere Viergläser-Probe, die als Zweigläser-Probe modifiziert werden kann. Darin ist die Untersuchung von Mittelstrahl-Urin eingeschlossen. Mit dem ersten Glas wird Erststrahl-Urin aufgefangen, mit dem zweiten Mittelstrahl-Urin. Die dritte Probe heißt Exprimat. Sie besteht aus einem Tropfen Prostatasekret. Um ihn zu gewinnen, massiert der Urologe zuvor kurz die Prostata des Patienten. Den Sekrettropfen, der über die Harnröhre ausgeschieden wird, entnimmt er mit einer Öse. Die vierte Probe ist wieder eine Urinprobe. Sie heißt Exprimat-Urin, weil sie nach Prostata-Massage und Exprimat abgegeben wird. Alle vier Proben analysiert das Labor auf Keime und und weiße Blutkörperchen (siehe oben). Ausreichend für einen Befund sind Untersuchungen des Mittelstrahl- und Exprimat-Urins (Zweigläser-Probe).

Bei einer Entzündung der Prostata ist der Mittelstrahl-Urin keimfrei oder keimarm. Eine bakterielle Entzündung der Vorsteherdrüse liegt vor, wenn die Keimzahlen im Prostatasekret (Exprimat) und im Exprimat-Urin nach der Prostata-Massage mindestens zehnmal so hoch liegen wie im Erststrahl-Urin. Überdies ist die Anzahl der weißen Blutkörperchen im Exprimat und Exprimat-Urin deutlich erhöht. Dagegen hat der Patient eine Entzündung der Harnröhre, wenn die Keimzahl im ersten Urin am höchsten ist.

PSA IM BLUT

Der PSA-Spiegel im Blut lässt sich jederzeit ohne großen Aufwand bestimmen. Der PSA-Test hat sich zur Überwachung eines Prostata-Karzinoms und zur Nachsorge bewährt und etabliert. Er wird überdies zur Früherkennung herangezogen.

Die PSA-Bestimmung

Ende der 1980er Jahre begann der Siegeszug des PSA-Tests in den urologischen Praxen. Der Fortschritt bestand darin, dass eine einfache Blutprobe Hinweise auf Krebsaktivität in der Prostata liefert.

Der Test misst die winzige Menge eines speziellen Eiweißstoffes, der einzig von der Prostata gebildet wird. PSA ist die Abkürzung für das prostataspezifische Antigen. Seine Funktion besteht darin, das Gemisch aus Samenzellen und Samenbläschensekret flüssig zu machen. Es ist in Krebsgewebe zehnmal höher konzentriert als in gesundem Prostatagewebe. Deshalb steigt meist die im Blut gemessene PSA-Menge auffällig an, wenn eine bösartige Geschwulst in der Prostata vorliegt. Doch leider nicht nur dann. Auch bei einer Entzündung der Prostata, bei einer gutartigen Vergrößerung oder bei mechanischen Reizungen wie nach einer langen Radtour produziert die Drüse mehr PSA und gelangt etwas mehr von diesem Tumor-Marker ins Blut. Heute weiß man, dass nur einer von vier Männern, die einen erhöhten PSA-Wert aufweisen, wirklich Prostatakrebs hat. Hierüber müssen Sie als Patient natürlich gut aufgeklärt werden.

Ein hoher PSA-Wert zeigt auf jeden Fall eine Veränderung des Zustandes der Prostata an. Aber bereits die Tastuntersuchung der Prostata kann zu einem höheren PSA-Wert führen. Daher muss zuerst Blut zur PSA-Bestimmung abgenommen und danach die Prostata abgetastet werden.

Die Werte

Der spezifische Einweißstoff der Prostata geht in sehr geringen Mengen ins Blut über, wo er mit dem empfindlichen PSA-Test gemessen wird. Als normal gelten folgende PSA-Höchstwerte:

- 2,5 Nanogramm (Milliardstel Gramm) pro Milliliter Blut für 40 bis 49 Jahre alte Männer
- 3,5 Nanogramm für 50- bis 59-Jährige
- 4,5 Nanogramm für 60- bis 69-Jährige
- 6,5 Nanogramm für 70- bis 79-Jährige

Die Werte hängen von der Größe der Prostata ab und erlauben nur Wahrscheinlichkeitsaussagen. Ein Wert unter 2 Nanogramm PSA sieht gesund aus und weist auf keine Erkrankung oder Störung hin. Werte zwischen 2 und 4 Nanogramm besagen, dass 23 bis 27 von 100 Männern ein Karzinom haben (und 73 bis 77 von 100 keines). Der Patient sollte nach einem Jahr den Wert überprüfen lassen. Als Grenzwert für Männer unter 70 Jahren werden 4 Nanogramm angesehen. Liegt der PSA-Spiegel über 4 Nanogramm, wird

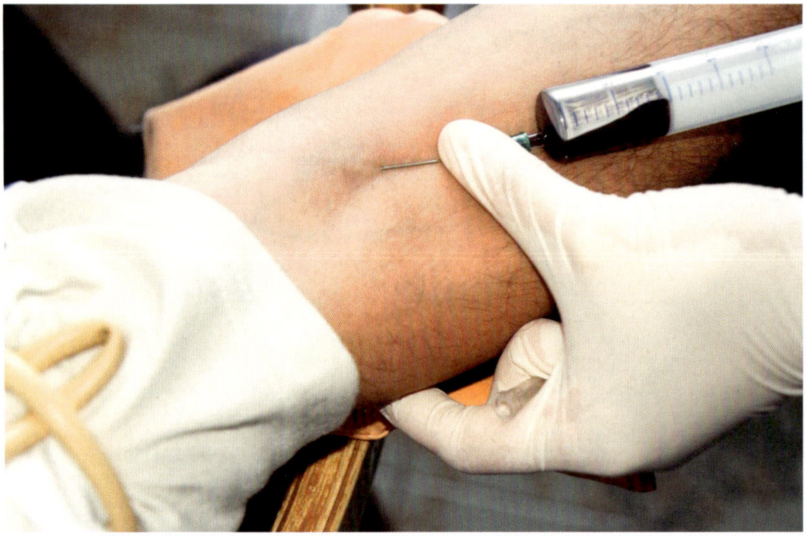

bereits eine Gewebeentnahme empfohlen, nachdem der Wert noch einmal kontrolliert wurde. 4 von 10 Männern müssen damit rechnen, dass sie ein Prostatakarzinom tragen. Werden mehr als 10 Nanogramm PSA gemessen, müssen 7 von 10 Männern mit einer bösartigen Geschwulst rechnen.

Anteil des freien PSA

Zwei Drittel bis neun Zehntel der PSA-Menge ist an andere Moleküle gebunden; der Rest, ein Zehntel bis ein Drittel, liegt frei vor. Grundsätzlich gilt: Bei Prostatakrebs liegt der Anteil von freiem PSA sehr niedrig. Bei einer gutartigen Vergrößerung oder bei Prostatitis jedoch erreicht der Anteil an freiem PSA höhere Werte. Daher wird manchmal neben dem Gesamt-PSA auch das freie PSA gemessen. Dann lässt sich der prozentuale Anteil des freien PSA leicht ausrechnen (freies PSA mal 100 geteilt durch Gesamt-PSA). Liegt der Quotient unter 15 Prozent, ist ein Verdacht auf ein Karzinom gegeben. Dies sollte mit einer Gewebeentnahme (Biopsie) abgeklärt werden. Liegt der Anteil an freiem PSA dagegen über 15 Prozent, weist dies eher auf eine andere Ursache hin, zum Beispiel auf eine gutartige Vergrößerung der Prostata. Eine Biopsie ist in der Regel nicht notwendig.

Anstiegsgeschwindigkeit

Eine PSA-Messung gibt an, wie viel PSA zu einem bestimmten Zeitpunkt im Blut vorliegt. Eine zweite PSA-Messung zum Beispiel nach einem Jahr erlaubt eine Aussage über das Ausmaß der Veränderung. Bedingung für vergleichbare PSA-Werte ist, dass stets das gleiche Testverfahren angewendet wird. Achten Sie im Falle eines Arztwechsels darauf.

Eine gutartige Vergrößerung der Prostata geht mit einem langsamen Anstieg der PSA-Werte einher. Wird jedoch nach einem Jahr ein deutlicher Anstieg des PSA-Spiegels festgestellt – zum Beispiel um mehr als 0,75 Nanogramm in einem Milliliter Blut –, dann fällt der Verdacht auf ein Karzinom oder auf eine andere Ursache wie eine Entzündung der Prostata. Die Anstiegsgeschwindigkeit allein ist jedoch wenig aussagefähig. Sie muss zusammen mit allen anderen Befunden gesehen werden.

Blutproben geben Auskunft über zahlreiche Körperfunktionen. Ist der PSA-Wert erhöht, stimmt etwas mit der Prostata nicht. Ursache kann eine unbedenkliche Reizung der Drüse, eine Entzündung oder Vergrößerung oder ein Prostatatumor sein.

PSA-Verdoppelungszeit

Einen weiteren Verdacht auf ein Karzinom kann die Zeitspanne liefern, in der sich ein PSA-Wert verdoppelt hat. Beträgt die Verdopplungszeit weniger als zwei Jahre, zeigt sie oft einen schnell wachsenden Tumor an. Dauert es dagegen zehn Jahre, bis die PSA-Menge sich verdoppelt hat, weist dies eher auf ein langsam wachsendes Karzinom oder eine gutartige Vergrößerung hin. Der Urologe kann die Verdoppelungszeit bereits nach einer zweiten Messung, die nach drei Monaten vorgenommen wurde, berechnen.

PSA-Dichte

Unterschiedlich große Vorsteherdrüsen produzieren unterschiedlich viel PSA. Um den Einfluss der Größe zu berücksichtigen, setzt man den PSA-Wert in Beziehung zum Volumen der Prostata. Das Volumen wird in Milliliter ausgedrückt.

$$\text{PSA-Dichte} = \frac{\text{PSA-Wert}}{\text{Prostata-Volumen}}$$

Eine PSA-Dichte unter 0,15 kann mit Einschränkung als ein Hinweis auf ein Karzinom gelesen werden. Der gravierende Nachteil der Dichtebestimmung liegt darin, dass sich die Größe der Prostata nur ungenau messen lässt. Messergebnisse mit Ultraschall schwanken von Untersucher zu Untersucher. Daher hat sich die PSA-Dichte als aussagekräftige Größe nicht durchgesetzt.

HARNFLUSS UND URODYNAMIK

Die Untersuchungen, die hier kurz vorgestellt werden, dienen der Abklärung von Störungen der Blasenentleerung, wie sie vor allem bei der gutartigen Vergrößerung der Prostata vorkommen. Die Verfahren sind, mit Ausnahme der einfachen Harnflussmessung, kleine chirurgische Eingriffe, die Harnröhrenkatheter erfordern.

Uroflow

Völlig schmerzfrei und einfach ist die Messung des Harnstrahls, die in fast allen urologischen Praxen möglich ist. Mit ihr sollen Störungen der Blasenentleerung entdeckt werden. In einer speziellen Toilette uriniert man in das Becken eines Gerätes, das den Harnfluss misst. Eine durchschnittliche Fließgeschwindigkeit von weniger als 10 Milliliter pro Sekunde gibt einen Hinweis auf eine Einengung der unteren Harnwege. Da sich der Harnfluss während des Wasserlassens ändert, wird eine Uroflow-Kurve aufgezeichnet. Ein wichtiger Wert stellt dabei der maximale Harnfluss dar. Normal ist eine Kurve, die einem sehr steilen Hügel oder Zuckerhut gleicht. Die Kurve eines Mannes mit gutartiger Prostatavergrößerung dagegen

Ultraschall ist hilfreich bei Untersuchungen der Vorsteherdrüse. So kann er deren Größe, Lage und Abgrenzung gegen die Harnblase sichtbar machen und Hinweise auf eine Verformung oder Einengung des Blasenhalses liefern.

gleicht einem langen, niedrigen Hügel oder Plateau. Bei einer Vergrößerung der Prostata zeigen die regelmäßigen Messungen oft eine zunehmende Behinderung des Harnflusses und einen abnehmenden maximalen Harnfluss an.

Zystometrie

Die Zystometrie misst den Druck innerhalb der Blase während der Blasenfüllung und der Blasenleerung sowie das Speichervermögen der Blase. Zu diesem Zweck muss ein Messkatheter in die Blase eingeführt werden. Gleichzeitig misst eine Drucksonde im Enddarm den Druck im Bauchraum. Er wird vom Blasendruck abgezogen, um die Kraft des Blasenmuskels zu bestimmen. Gemessen werden auch die Dehnbarkeit des Blasenmuskels, diejenige Harnmenge, die Harndrang auslöst, sowie Restharn nach dem Wasserlassen.

Urethra-Druckprofil

Ein spezieller Katheter, der maschinell mit gleich bleibender Geschwindigkeit aus der Harnröhre zurückgezogen wird, misst den Druck der Harnröhre beim Wasserlassen über die gesamte Länge der Harnröhre. Am Anfang der prostatischen Harnröhre entspricht der Druck dem Druck der Blase, erreicht in der Mitte einen Höhepunkt, um in der untersten Harnröhre wieder steil abzufallen. Die Druckveränderung in der Harnröhre lässt Rückschlüsse auf Abflusshindernisse zu.

Druck-Fluss

Die Messung des Druck-Flusses gibt detailliert die Fließverhältnisse beim Wasserlassen wieder. Dazu werden die Veränderung des Muskeldrucks der Harnblase und die des Harnflusses gleichzeitig mit einem Messkatheter gemessen. Ergänzend kann die Aktivität des Schließmuskels elektrisch abgeleitet und aufgezeichnet werden.
Die Untersuchung zeigt, ob ein anatomisches Hindernis oder eine funktionale Störung vorliegt, das kann beispielsweise ein schlechtes Zusammenspiel von Blasenmuskel und Schließmuskel sein.

AUF DEM ULTRASCHALL-BILDSCHIRM

Untersuchungen mit Ultraschall sind patientenfreundlich, erfordern keinen hohen apparativen Aufwand und keine langen Wartezeiten und sind jederzeit leicht durchführbar. Ultraschall verursacht keine unerwünschten Wirkungen. Ein Ultraschallbild kommt durch eine große Zahl unterschiedlicher Echos zustande. Echos ergeben sich, wenn die aus dem Schallkopf ausgesandten Schallwellen von dichten Geweben zurückgeworfen werden. So wie man sein eigenes Echo in den Bergen hervorruft und hört, erzeugt der Schallkopf Ultraschall und nimmt zugleich des-

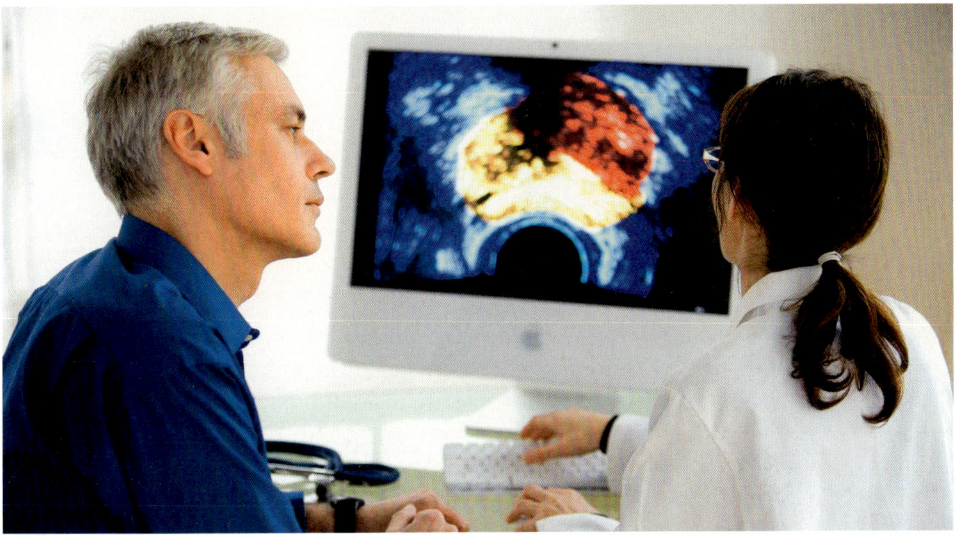

sen Echos auf. Was erzeugt die Echos und was verraten die unterschiedlichen Echos? Gewebearten, die verschiedene Dichten aufweisen, schlucken einen Teil der Schallwellen und werfen einen anderen Teil als charakteristische Echos zurück. Diese werden registriert und in hellere oder dunklere Grautöne gewandelt, die auf dem Bildschirm erscheinen. Dabei erzeugen echoreiche Gewebe helle Flächen und echoarme dunkle.

Zum Beispiel erscheinen Harnsteine aus Kalk als helle, runde Flecken, weil sie die Schallwellen fast komplett zurückwerfen. Echoreich und hell sind Knochen, viele harte Strukturen, aber auch Gase; echoarm und dunkel sind zahlreiche weiche Gewebe und Flüssigkeiten. Wir alle erkennen auf einem Ultraschallbild das Kind im Bauch der Mutter; aber Organe oder Gelenke auf Ultraschallbildern erscheinen medizinischen Laien nebulös bis obskur. Nur wer viel Erfahrung mit der Methode gemacht hat, kann Ultraschallbilder zuverlässig deuten.

Ultraschall von außen

Mit Ultraschall durch die Bauchdecke lässt sich abbilden, ob und ungefähr wie viel Urin nach einer Blasenentleerung in der Blase zurückbleibt. Man spricht vom Restharn-Stadium, wenn Mengen zwischen 50 und 100 Milliliter in der Harnblase zurückbleiben.

Ab 100 Milliliter kann es zur Harnstauung kommen. Das Ultraschallbild zeigt auch, wie weit die Harnblase in Mitleidenschaft gezogen ist. So ist deutlich eine dicke Muskelschicht zu sehen, wenn die Blase auf den Widerstand infolge der Blasenhalsenge reagiert hat. In späteren Stadien sind Ausstülpungen der überforderten Blasenwand zu sehen. Mit Ultraschall von außen lassen sich Größe und Lage der Prostata darstellen.

Ultraschall von innen

Viel besser bilden sich Größe und Gestalt der Vorsteherdrüse mit Ultraschall durch den Enddarm ab. Beim transrektalen Ultraschall, kurz TRUS, wird ein spezieller Schallkopf in den Enddarm an die Vorsteherdrüse herangeführt. Drei Dinge lassen sich mit der Untersuchung feststellen:

- Erstens lässt sich die Größe der Prostata ungefähr ermitteln.
- Zweitens zeigen die Bilder die Lage und Randbegrenzung der Drüse im Ver-

hältnis zur Harnblase. Wächst die Prostata gegen die Harnblase an und verformt sie, dann wird auch meist die hintere Harnröhre verformt oder eingeklemmt.

- Schließlich macht Ultraschall durch den Enddarm Zysten, Steine, Entzündungen, Narben oder manchmal Karzinome in der Prostata sichtbar.

Das Haupteinsatzgebiet des transrektalen Ultraschalls ist aber zweifellos die Kontrolle von Gewebeentnahmen (Biopsien) der Prostata. Hier ist die feine Steuerung des Eingriffes am Bildschirm für die korrekte Entnahme unersetzlich.

Ultraschall eignet sich hingegen wenig zum Nachweis und zur Charakterisierung von Tumoren. Das liegt daran, dass sich die Gewebedichte kleiner Tumoren nicht von normalem Prostatagewebe unterscheidet. Ebenso sind auch zahlreiche größere Tumoren echogleich zum gesunden Gewebe und lassen sich nicht abbilden. In anderen Fällen erzeugt aber ein Tumor doch ein Ultraschallbild. Die Ultraschalluntersuchung kann die Frage klären, ob der Tumor bereits durch die Prostatakapsel gewachsen ist.

Zur Früherkennung von Prostatakrebs ist die Untersuchung mit Ultraschall nicht geeignet. Ihr Nutzen ist mangels zuverlässiger Studien nicht abschätzbar. Zwar ist die Untersuchung selbst harmlos; aber ebenso wie bei Tastuntersuchungen können falsche Befunde hier zu belastenden Gewebeentnahmen führen, ohne dass Patienten einen klaren Nutzen davontragen.

WEITERE BILDGEBENDE VERFAHREN

Urographie

In bestimmten Fällen ist es erforderlich, die Nieren und die Harnwege mit Röntgenstrahlen abzubilden, eine Urographie durchzuführen. Hierzu wird zuerst ein Kontrastmittel in die Vene gespritzt. So zeichnet die Urographie dann die Sammlung des Urins von den Nierenbecken bis in die Harnblase nach. Das Bild heißt Urogramm. Während des Wasserlassens kann eine zusätzliche Röntgenaufnahme gemacht werden, um beispielsweise eine Verengung des Blasenhalses, der Harnröhre oder eine Fistel abzubilden.

Computertomographie (CT)

Die Computertomographie (CT) macht zahlreiche Röntgenbilder in verschiedenen Schnittebenen. Daraus berechnet der Computer dreidimensionale Bilder von Organen und Strukturen. Viele fürchteten früher die Enge in der CT-Röhre. In den heute üblichen halb offenen CT-Röhren muss man keine Platzangst mehr haben. Computertomographie ist unerlässlich zur präzisen Planung und Vorbereitung einer Strahlenbehandlung. In bestimmten Fällen lassen sich mit ihr nachgewiesene Tumoren überwachen.

Magnetresonanztomographie

Das gilt auch für die Magnetresonanz-Tomographie (MRT), mit der man zum Beispiel die Beckenorgane eines Mannes, der an Prostatakrebs leidet, räumlich darstellt. MRT hat den Vorteil, dass sie, anders als Computertomographie oder Röntgenaufnahmen, nicht mit einer Strahlenbelastung verbunden ist. Die ärztliche Leitlinie S3 empfiehlt MRT zur Untersuchung fortgeschrittener Tumoren, die über die Prostatakapsel hinausgewachsen und deren Zellen weit entdifferenziert sind (Gleason-Grad 8 oder höher, siehe unten). Um das Stadium eines Tumors zu bestimmen, macht man mitunter eine MRT durch den Enddarm. Dazu wird eine Endorektalspule im Enddarm an die Prostata geschoben.

Knochenszintigraphie

Männern mit einem fortgeschrittenen Karzinom wird bei hohen PSA-Werten empfohlen, dass sie sich auf Tochtergeschwülste (Metastasen) in den Knochen untersuchen lassen. Hierfür ist die Knochenszintigraphie geeignet. Vor der Aufnahme mit einer Spezialkamera wird eine kurzfristig schwach strahlende Substanz gespritzt. Da Tumorgewebe sie schneller und anders aufnimmt und speichert als gesundes Gewebe, zeichnen sich auf den Kamerabildern Knochenmetastasen ab. Die Knochenszintigraphie ist sinnvoll, wenn eine Geschwulst die Prostatakapsel überschritten hat und die Zellen weit entdifferenziert sind, oder wenn der Mann unter Knochenschmerzen leidet.

STICHPROBEN ZUM NACHWEIS: DIE BIOPSIE

Nur bei einem gut begründeten Verdacht auf Prostatakrebs sollte eine Biopsie gemacht werden. Der Verdacht kann darin bestehen, dass der Arzt einen kleinen Knoten in der Prostata tastet. Im anderen Fall hat ein Mann Beschwerden, die denen einer gutartig vergrößerten Prostata ähneln, ohne dass das Organ erheblich vergrößert wäre.

In wieder einem anderen Fall sind die PSA-Werte erheblich erhöht (siehe Seite 117). Einem Verdacht auf eine bösartige Gewebeveränderung sollte man auf jeden Fall nachgehen, erstens um ihn zu bestätigen oder zu widerlegen und zweitens, um die Ausdehnung eines Tumors zu bestimmen. Handelt es sich zum Beispiel um einen T1-Tumor (siehe Seite 127), wird der Patient sich mit ihm, seinem Haustierkrebs, arrangieren können.

Liegt ein T2-Tumor vor, der auf die Prostata begrenzt ist und die Kapsel nicht erfasst hat, kann eine Operation oder Strahlentherapie den Mann komplett vom Krebs heilen (7 von 10 Behandelten). Zuvor müssen aber Gewebeuntersuchungen den Grad der Erkrankung möglichst genau und zuverlässig angeben.

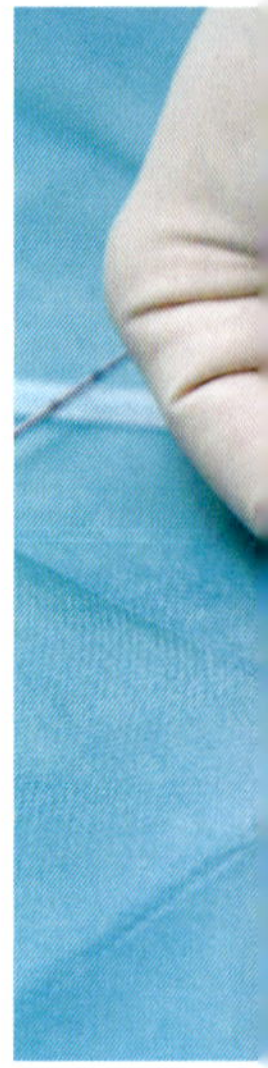

BILD 1 und **BILD 2**: Gewebeproben mit Hohlnadeln können krankhafte Veränderungen, darunter Tumoren, mit Sicherheit nachweisen und charakterisieren

Bevor einem Verdacht mit einer Biopsie nachgegangen wird, muss auf jeden Fall der erhöhte PSA-Wert mit einem weiteren Test überprüft werden. Dabei sind mögliche andere Ursachen für einen angestiegenen PSA-Spiegel zu berücksichtigen. Manchmal wird der Urologe die Prostata mit Ultraschall durch den Enddarm untersuchen, wenngleich die Möglichkeiten begrenzt sind (siehe Seite 121).

Was bringt eine Biopsie?

Aufschluss über den Zustand des Gewebes im Inneren der Prostata gibt erst die stichprobenartige Entnahme von Gewebe aus dem Organ, die Biopsie. Die deutsche Leitlinie S3 der Fachgesellschaften aus dem Jahr 2010 empfiehlt eine Biopsie,

- wenn ein karzinomverdächtiger Tastbefund vorliegt oder
- wenn der PSA-Wert bei der ersten Messung mindestens 4 Nanogramm beträgt oder
- wenn der PSA-Wert auffällig angestiegen ist.

Eine Serie von Gewebeproben an unterschiedlichen Stellen der Prostata weist entweder zweifelsfrei ein Karzinom nach, oder aber widerlegt den Verdacht mit einer Wahrscheinlichkeit von etwa 80 Prozent. Anders ausgedrückt: 20 von 100 Männern, denen Prostatagewebe entnommen wurde und bei denen keine Krebszellen gefunden wurden, tragen ein Karzinom an einer Stelle, die nicht durch die randomisierte Biopsie (10 bis 12 Proben) erfasst wurde.

Weist die feingewebliche Untersuchung ein Karzinom nach, dann zeigt sie überdies den Grad der Zellenveränderung, die Lage der Geschwulst und manchmal deren Ausdehnung.

Vielfach wurde davor gewarnt, dass eine Biopsie Krebszellen aus dem Tumor lösen würde und in die Blutbahn brächte, sodass sie den Krebs gleichsam im Körper aussäen würde. Nach Auswertung zahlreicher Daten und nach wissenschaftlichen Untersuchungen gilt die Warnung heute als unbegründet.

Was macht man bei einer Biopsie?

Der Mann, der sich einer Biopsie unterzieht, gibt ein wenig Prostatagewebe zur feingeweblichen Untersuchung her.

Was kommt auf ihn zu? Die Gewebeproben werden ihm unter lokaler Betäubung mit einer Hohlnadel entnommen. Deshalb heißt der Eingriff auch Stanzbiopsie. Im Einzelnen geht die Biopsie so vor sich: Die Entnahme erfolgt über den Enddarm. Sie wird mit Ultraschall kontrolliert. Auf diese Weise verfolgt der Urologe auf dem Bildschirm den Weg der Nadel. Die Nadel durchsticht die Darmwand. Der Arzt nähert sie dem ersten Zielgebiet. Er schießt die Hohlnadel mit einer Biopsie-Pistole in die Prostata und zieht sie wieder heraus. In der hohlen Nadel befindet sich nun die erste Gewebeprobe. Eine solche Gewebeentnahme wiederholt er an mehreren Stellen. Die Stichproben sind so ausgewählt, dass sie die gesamte Prostata wie auf einer Landkarte repräsentieren.

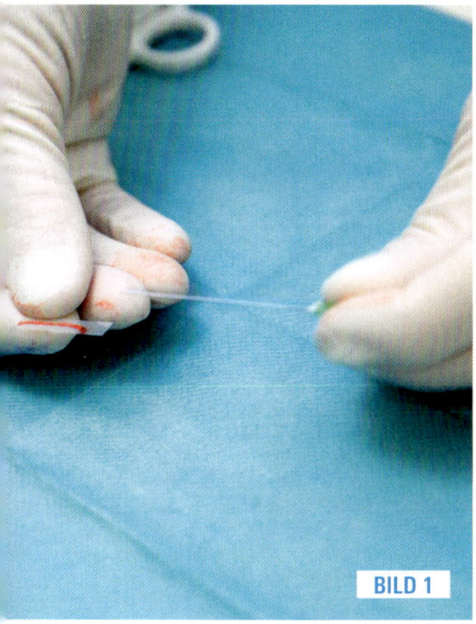

BILD 1

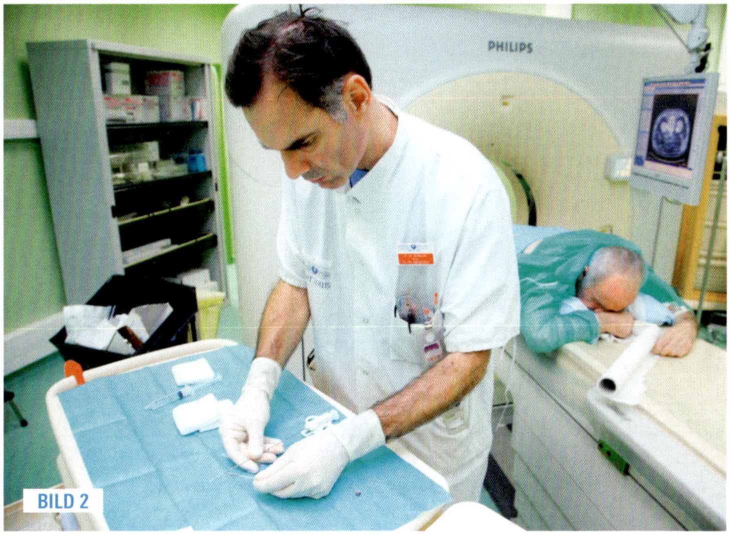

BILD 2

Dabei werden die Risikozonen der Prostata und beide Lappen berücksichtigt. Die Qualitätsleitlinien S3 empfehlen zehn bis zwölf Stichproben. Zusätzlich wird eventuell an der Stelle eine Probe entnommen, an der zuvor der Urologe einen Knoten getastet hat.

Nach 15 Minuten sind alle Proben genommen. Darm und Prostata tragen nur winzige Verletzungen davon, die schnell heilen. Das einzige bedeutsame Risiko einer Biopsie besteht darin, dass Bakterien in die Prostata verschleppt werden und eine Entzündung hervorrufen können. Deshalb sollen Sie nach Anordnung des Arztes vor und nach der Biopsie vorbeugend ein Antibiotikum nehmen. Es senkt die Infektionsgefahr von 26 auf 2 Fälle von 100. Darüber hinaus entdecken Männer gelegentlich nach einer Biopsie ein wenig Blut im Urin oder im Ejakulat. Es verschwindet in der Regel nach wenigen Tagen. Wenn man mehr trinkt, verschwindet es noch schneller.

Soll eine DNA-Zytometrie vorgenommen werden, kann statt der Hohlnadel- eine Feinnadelaspirationsbiopsie durchgeführt werden, bei der durch eine haarfeine Nadel Zellen abgesogen werden.

Das Ergebnis der Gewebeuntersuchung

Das durch eine Biopsie entnommene Gewebe wird meist mikroskopisch, mitunter auch mithilfe der DNA-Bildzystometrie untersucht. Was sagt Ihnen das Ergebnis einer Gewebeuntersuchung über Ihren Zustand und über die Chancen und Risiken einer Behandlung? Vereinfacht gesagt, erhalten Sie eine Gesamtnote über die Gefährlichkeit Ihres Tumors.

Bei einer mikroskopischen Untersuchung setzt sich die Gesamtnote aus zwei Einzelnoten zusammen. Benotet werden die Zellen mit dem Gleason-Grad und die Ausbreitung des Tumors mit der TNM-Kategorie (siehe folgende Seite). Das heißt, die feingewebliche Untersuchung führt zu einer Beurteilung des Tumors darüber, wie bösartig oder aggressiv und wie weit ausgebreitet er ist.

Bei der DNA-Zytometrie wird die Erbsubstanz der Zellen untersucht, die bei Tumorzellen typisch verändert ist. Die Untersuchung gibt an, wie viel Erbsubstanz in den Zellen, genauer gesagt im Zellkern vorhanden ist. Gemessen wird dies nach eine speziellen Anfärbung der Zellen mithilfe von Bildanalyse-Software.

Entdifferenzierung von Zellen: der Gleason-Grad

Um die Bösartigkeit einer Geschwulst zu bezeichnen, ist heute der Gleason-Wert gebräuchlich. Dabei werden die Grade 1 bis 5 für Zellen vergeben. Sie bezeichnen die zunehmende Entdifferenzierung der Zellen bis zu vollkommenen Krebszellen. Das bedeutet, die Zelle bildet ihre besondere feinbauliche Anpassung zurück und verliert damit ihre spezielle Funktionsfähigkeit. Stark oder total entdifferenzierte Zellen vom Gleason-Grad 5 haben alle Ähnlichkeit mit dem ursprünglichen, differenzierten Zellentyp verloren. Sie sind am bösartigsten; sie teilen sich ungehemmt und am schnellsten, das heißt, sie wachsen rasch über Organgrenzen hinaus.

Tumoren bestehen manchmal nicht nur aus einem Typ Krebszellen, sondern aus zwei Typen. Zum Beispiel sind 60 Prozent der Zellen mittelmäßig differenziert. Sie erhalten den Gleason-Wert 3. Die restlichen 40 Prozent der Zellen sind womöglich schon weiter entdifferenziert. Dann erhalten diese den Gleason-Wert 4. Als gesamter Gleason-Grad wird 3 + 4 angegeben. Dabei gibt der erste Wert den Zustand der Mehrheit der Tumorzellen an, der zweite den der Minderheit der Zellen. Aus diesem Grund ist ein Gleason-Grad von 3 + 4 etwas anderes und weniger besorgniserregend als 4 + 3.

Manchmal werden die Einzelwerte zu einer Summe addiert, die zwischen 6 und 10 liegt. Ein hoher Gleason-Grad von 8 bis 10 kennzeichnet einen aggressiven Krebs, der vor keinen Organgrenzen halt macht. Der Gleason-Grad 7 zeigt einen mittelmäßig aggressiven Tumor an, Gleason 6 einen gering aggressiven.

GLEASON-GRADE EINER ZELLE

- Gleason-Grad 1: Zelle hochdifferenziert, ähnelt noch stark einer gesunden Zelle
- Gleason-Grad 2: Zelle mehr differenziert als entdifferenziert
- Gleason-Grad 3: Zelle gleichermaßen differenziert und entdifferenziert
- Gleason-Grad 4: Zelle mehr entdifferenziert als differenziert
- Gleason-Grad 5: Zelle stark bis vollkommen entdifferenziert

DEFINITION EINES NIEDRIGEN, MITTLEREN UND HOHEN RISIKOS BEI PROSTATAKREBS

Risiko	Tumor		Gleason-Grad		PSA ng/ml
niedrig	T1-T2a	und	6	und	weniger als 10
mittel	T2b	oder	7	oder	10 bis 20
hoch	T2c-T4	oder	8	oder	mehr als 20

Das TNM-System der Tumoren

Neben den Tumorzellen, deren Bösartigkeit der Gleason-Grad beschreibt, bestimmen die Ausdehnung des Tumors sowie seine Tochtergeschwülste seine Gefährlichkeit. Die T-Kategorie gibt die Ausdehnung des Prostatatumors an. Hinzu kommen die N-Kategorie für den Befall der Lymphknoten (von engl. nodes) sowie die M-Kategorie für Metastasen (Tochtergeschwülste) in entfernten Organen.

TNM-System der Prostata-Tumoren

T = Ausdehnung des Tumors

T0: Es ist kein Tumor nachweisbar

T1: kleiner Tumor, weder zu tasten noch mit bildgebendem Verfahren zu sehen, durch Gewebeuntersuchung nachweisbar

T1a: Tumor zufällig bei der Behandlung einer gutartigen Prostatavergrößerung (BPS) entdeckt, in weniger als 5 Prozent des abgetragenen Gewebes

T1b: Tumor zufällig bei der Behandlung einer gutartigen Prostatavergrößerung (BPS) entdeckt, in mehr als 5 Prozent des abgetragenen Gewebes

T1c: Tumor durch Biopsie und Gewebeuntersuchung nachgewiesen, meist wegen erhöhtem PSA-Wert

T2: Tumor auf die Prostata begrenzt

T2a: Tumor befällt höchstens die Hälfte eines Prostatalappens

T2b: Tumor befällt mehr als die Hälfte eines Prostatalappens

T2c: Tumor befällt beide Prostatalappen

T3: Tumor geht über die Prostatakapsel hinaus

T3a: Tumor breitet sich ein- oder beidseitig aus

T3b: Tumor hat eine oder beide Samenblasen befallen

T4: Tumor befällt benachbarte Strukturen, zum Beispiel Blasenhals, Schließmuskel, Enddarm oder Beckenwand

N = Befall der Lymphknoten

N0: kein Anhalt für Metastasen in regionalen Lymphknoten

N1: regionale Lymphknoten von Metastasen befallen

NX: regionale Lymphknoten nicht untersucht bzw. nicht zu beurteilen

M = Metastasen in entfernten Organen

M0: kein Anhalt für Fernmetastasen

M1: Fernmetastasen vorhanden

M1a: Fernmetastasen in nichtregionalen Lymphknoten

M1b: Fernmetastasen in Knochen

M1c: Fernmetastasen anderswo

MX: Fernmetastasen nicht zu beurteilen

GEFÄHRLICHE GESCHWULST?

Als Faustregel kann man sich merken: Je höher die TNM-Werte sowie die Gleason-Werte, umso gefährlicher ist die Geschwulst.

Jeder Tumor lässt sich mit einer Kurzformel beschreiben. Von einem lokal begrenzten Tumor spricht man, wenn er als T1N0M0 oder als T2N0M0 klassifiziert wurde.

Die Kategorien T3N0M0 oder T4N0M0 weisen auf einen lokal fortgeschrittenen Prostatatumor hin. Fortgeschritten und metastasiert ist ein Tumor, wenn Lymphknoten befallen und/oder Tochtergeschwülste (Metastasen) vorhanden sind.

Es bleibt anzumerken, dass die befundenen Tumorkategorien T1–T2 nicht wirklich sicher, sondern nur wahrscheinlich sind. Einzig eine Operation brächte zweifelsfrei ans Tageslicht, ob ein Tumor der ermittelten Kategorie T1 oder T2 tatsächlich auf die Prostata begrenzt ist oder aber darüber hinausgewachsen (siehe Kasten).

Die ärztliche Leitlinie unterscheidet ein niedriges, mittleres und hohes Risiko bei Prostatakrebs-Erkrankungen.

Jede noch so gut begründete Wahrscheinlichkeit vermag nicht, Ihnen Gewissheit über den tatsächlichen Zustand Ihres Karzinoms zu geben.

Alles, was eine ermittelte Wahrscheinlichkeit kann, ist, als ein Argument unter anderen Argumenten in Ihre Beratungen mit Ärzten und Angehörigen einzufließen und in Ihre Entscheidungsfindung über den nächsten Schritt.

INFO **Von der Schwierigkeit, sich ein zuverlässiges Bild vom Tumor zu machen**

Die Ausdehnung eines Tumors, also seine Einordnung in das TNM-System, und damit die entscheidende Frage, ob und wie weit er durch die Kapsel bereits in andere Strukturen eingewachsen ist, lässt sich zweifelsfrei erst nach der operativen Entfernung der Prostata oder nach Autopsie überprüfen. Vorher ist man auf den klinischen Befund aufgrund von Tastbefund, Gewebeuntersuchungen und PSA-Werten angewiesen. Mediziner am Johns Hopkins Hospital in Baltimore, USA, haben große Datenmengen analysiert. Sie verglichen operierte Tumoren mit den früheren Diagnosen. Die Diagnosen trafen bei 30 von 100 Fällen zu. Die Hälfte aller Diagnosen war zu optimistisch. Das heißt, Tumoren, die noch innerhalb der Kapsel liegen sollten, hatten sie in Wirklichkeit bereits überschritten. Die restlichen 20 Prozent der Diagnosen waren dagegen pessimistischer als die Wirklichkeit. Die Forscher berechneten aus einer großen Datenfülle klinisch charakterisierter und operierter Tumoren Wahrscheinlichkeiten, die sie in Partin-Tabellen eintrugen, benannt nach dem Urologen Alan W. Partin. Mit ihrer Hilfe lässt sich ablesen, wie wahrscheinlich es ist, dass ein Tumor auf das Organ begrenzt ist oder es überschritten hat. Dazu sieht man unter seinem PSA-Wert und Gleason-Grad nach (siehe Tabelle).

PARTIN-TABELLE

Wahrscheinlichkeitswerte in Prozent (einschließlich Schwankungsbreiten) dafür, dass ein Tumor der mutmaßlichen Kategorie T1c (Tumor nicht darstellbar, Befund nach Biopsie bei erhöhtem PSA) auf die Prostata begrenzt ist, dass er sie überschreitet und dass Samenblasen und Lymphknoten befallen sind. Die Wahrscheinlichkeiten lassen sich in der 3. bis 7. Spalte jeweils unter einem Gleason-Grad und nach einem PSA-Wert ablesen. Quelle: Elsevier Limited, Oxford, GB

PSA	pathologisches Stadium	Gleason 2–4	Gleason 5–6	Gleason 3 + 4 = 7	Gleason 4 + 3 = 7	Gleason 8–10
0–2,5	organbegrenzte Erkrankung	95 (89–99)	90 (88–93)	79 (74–85)	71 (62–79)	66 (54–76)
	Wachstum über die Prostata hinaus	5 (1–11)	9 (7–12)	17 (13–23)	25 (18–34)	28 (20–38)
	Samenblasen befallen	–	0 (0–1)	2 (1–5)	2 (1–5)	4 (1–10)
	Lymphknoten befallen	–	–	1 (0–2)	1 (0–4)	1 (0–4)
2,6–4,0	organbegrenzte Erkrankung	92 (82–98)	84 (81–86)	68 (62–74)	58 (48–67)	52 (41–63)
	Wachstum über die Prostata hinaus	8 (2–18)	15 (13–18)	27 (22–33)	37 (29–46)	40 (31–50)
	Samenblasen befallen	–	1 (0–1)	4 (2–7)	4 (1–7)	6 (3–12)
	Lymphknoten befallen	–	–	1 (0–2)	1 (0–3)	1 (0–4)
4,1–6,0	organbegrenzte Erkrankung	90 (78-98)	80 (78-83)	63 (58-68)	52 (43-60)	46 (36-56)
	Wachstum über die Prostata hinaus	10 (2–22)	19 (16–21)	32 (27–36)	42 (35–50)	45 (36–54)
	Samenblasen befallen	–	1 (0–1)	3 (2–5)	3 (1–6)	5 (3–9)
	Lymphknoten befallen	–	0 (0–1)	2 (1–3)	3 (1–5)	3 (1–6)
6,1–10,0	organbegrenzte Erkrankung	87 (73–97)	74 (72–77)	54 (49–59)	43 (35–51)	37 (28–46)
	Wachstum über die Prostata hinaus	13 (3–27)	23 (21–25)	36 (32–40)	47 (40–54)	48 (39–57)
	Samenblasen befallen	–	2 (2–3)	8 (6–11)	8 (4–12)	13 (8–19)
	Lymphknoten befallen	–	0 (0–1)	2 (1–3)	2 (1–4)	3 (1–5)
über 10	organbegrenzte Erkrankung	80 (61–95)	62 (58–64)	37 (32–42)	27 (21–34)	22 (16–30)

GLOSSAR

Anastomose: Bei der operativen Entfernung der Prostata wird die durch die Prostata ziehende Harnröhre (prostatische Harnröhre) mit entfernt. Der Operateur verbindet den Harnröhrenstumpf mit dem Blasenhals durch Nähte. Diese operativ angelegte Verbindung ist eine Anastomose.

Androgen: Männliches Sexualhormon wie zum Beispiel Testosteron. Androgene werden hauptsächlich in den Hoden, daneben in den Nebennieren und in Prostata-Tumorzellen gebildet. Normalerweise steuern sie die Entwicklung der männlichen Geschlechtsorgane und der sekundären männlichen Merkmale wie Körperbau, Stimme und Bartwuchs. Prostatakrebs ist abhängig von Androgenen.

Antiandrogen: Eine Substanz, die chemisch einem Androgen ähnelt, aber dessen Wirkung hemmt. Antiandrogene werden in der Behandlung von Prostatakrebs als Tabletten gegeben, um das Tumorwachstum zu hemmen. Ein Antiandrogen-Molekül verbindet sich mit einem Androgen-Rezeptor auf der Zellmembran einer Prostata-Drüsenzelle. Da es dem Androgen nicht haargenau gleicht, blockiert es die Teilung und Vermehrung der Drüsenzelle, die ein Androgen-Molekül am Rezeptor auslösen würde. Mehr noch: Eine Blockade von Androgenen, die durch eine Überzahl von Antiandrogenen von den Rezeptoren verdrängt werden, führt zum Zelltod derjenigen Prostata- und Prostatakrebszellen, die Androgene benötigen. Die Folge: Tumor und Prostata schrumpfen.

Benignes Prostata-Syndrom (BPS, auch benigne Prostata-Hyperplasie): Gutartige Prostatavergrößerung; gutartiges Wachstum der Prostata (siehe auch Tumor und Karzinom), das vielfach zu Beschwerden bei der Blasenentleerung führt.

Biopsie: Die Entnahme von Gewebeproben aus einem Organ, hier aus der Prostata, die ein Pathologe anschließend untersucht und begutachtet. Die Biopsie kann bei Nachweis von Prostatakrebs zur Klassifizierung des Tumors führen. Wird kein Tumor gefunden, ist Krebs nicht ausgeschlossen, aber unwahrscheinlich. Bei der üblichen Stanzbiopsie wird unter Steuerung mit Ultraschall eine Stanzpistole an die Prostata herangeführt. An bestimmten Stellen der Prostata werden 6 bis 12 Stichproben entnommen, empfohlen werden 10–12.

Brachytherapie: Strahlenbehandlung mit Seeds, das heißt mit strahlenden Körnchen, die in dem Prostatakarzinom „ausgesät“ werden, um es zu zerstören.

Chemotherapie: Die Behandlung von Krebszellen mit chemischen Wirkstoffen, die Zellen abtöten. Da die Wirkstoffe in der Regel nicht nur Krebszellen angreifen, sondern auch gesunde Körperzellen, können unerwünschte Wirkungen und Schäden einer Chemotherapie beträchtlich sein.

Computer-Tomographie (CT): Ein bildgebendes Verfahren, das Röntgenaufnahmen verschiedener Schnittebenen zu dreidimensionalen Bildern vom Organ zusammensetzt. Es wird zum Beispiel zur genauen Planung der Strahlenbehandlung einer Prostata eingesetzt. Zur Abbildung und Klassifizierung von Prostatakarzinomen eignet sich CT nicht.

Cowper-Drüsen (bulbourethrale Drüsen): Zwei erbsengroße Drüsen im Beckenboden der Männer, benannt nach dem englischen Anatomen und Chirurgen William Cowper (1666–1709). Die Drüsen geben vor der Ejakulation einen Tropfen eines Sekrets in die Harnröhre ab, das Säurereste neutralisiert und die Samenzellen schützt.

Differenzierung: Entwicklung einer nicht differenzierten Vorläuferzelle zu einer differenzierten, charakteristisch gestalteten Körperzelle (zum Beispiel Prostata-Drüsenzelle, Muskelzelle, Nervenzelle), die eine besondere Feinstruktur und Funktion besitzt. Krebszellen entstehen aus differenzierten Zellen, die sich wieder entdifferenzieren (siehe auch Entdifferenzierung).

Dihydrotestosteron (DHT): Ein männliches Sexualhormon, das in der Prostata aus Testosteron gebildet wird. Verantwortlich für die Umwandlung ist das Enzym 5-Alpha-Reduktase. DHT ist die biologisch wirksamste Form des Testosterons. Es spielt eine Rolle bei der gutartigen Vergrößerung der Prostata und bei Prostatakrebs.

Ejakulation: Samenerguss. Nach einer radikalen Prostataoperation oder nach Zerstörung der Prostata durch eine Strahlenbehandlung kommt es nur zu trockenen Ejakulationen, bei denen keine Flüssigkeit nach außen gelangt.

Entdifferenzierung: Umwandlung normaler, vollständig differenzierter Körperzellen in weniger differenzierte oder völlig undifferenzierte Tumorzellen.

Gleason-Grad: Grad der Krebsartigkeit von Zellen nach dem US-amerikanischen Pathologen Donald Gleason. Die Werte von 1 bis 5 bezeichnen den Differenzierungsgrad der Zellen: 1 bedeutet gut differenziert, wenig krebsartig, 5 heißt total entdifferenziert, am stärksten krebsartig (siehe auch Kapitel Untersuchungen, Seite 113).

Gleason-Summe: Ein Tumor besteht oft aus Zellen, die nicht alle gleichermaßen entdifferenziert sind. Daher gibt der Pathologe neben dem Gleason-Grad für das häufigste Tumorgewebe auch den für das zweithäufigste Tumorgewebe bei seiner Analyse an: 4 + 3 bedeutet, dass mehr als die Hälfte des Tumorgewebes bereits deutlich entdifferenziert (Punktwert 4) und das zweithäufigste bösartige Gewebe mittelmäßig differenziert ist (Punktwert 3). Ein Gleason-Grad von 4 + 3 ist bösartiger und gefährlicher als 3 + 4, weil die erste Zahl, der primäre Gleason-Wert, den Krebsgrad des überwiegenden Anteils angibt.

Gramnegative Bakterien: siehe Grampositive Bakterien

Grampositive Bakterien: Bakterien mit einer dicken, mehrschichtigen Zellwand, die sich mit der Färbetechnik des dänischen Mediziners Hans Christian Gram (1853–1938) dunkelblau anfärben lassen. Gramnegative Bakterien dagegen, die eine dünne Zellwand besitzen, lassen sich mit ihr nicht anfärben. Stattdessen werden Gramnegative mit anderen Farbstoffen rot gefärbt. Die Einordnung in grampositive und gramnegative Bakterien ist wichtig bei der Anwendung von Antibiotika. Beispiele für grampositive Bakterien sind Stäbchenbakterien wie Bazillen und Milchsäurebazillen oder viele kugelförmige Bakterien wie Streptokokken und Staphylokokken; gramnegative Bakterien sind beispielsweise die Darmbakterien des Menschen, darunter das bekannte Escherichia coli.

Gray: Die Energiemenge von Strahlen, die auf ein Kilogramm Körpergewebe übertragen wird; Einheit 1 Gray (Gy) = 1 Joule pro Kilogramm Körpergewicht.

Hormon: Botenstoff, der ins Blut abgegeben wird und einem oder mehreren Organen Befehle erteilt. Zum Beispiel löst Adrenalin eine ganze Reihe körperlicher Reaktionen aus, darunter die Erhöhung des Blutdrucks und die Verengung der Blutgefäße an der Körperoberfläche. Das männliche Sexulahormon Hormon DHT (s. Dihydrotestosteron) gibt unter anderem Prostatazellen das Signal, sich zu teilen.

Inkontinenz: Teilweiser oder vollständiger Verlust der Kontrolle über die Blasen- oder Enddarmentleerung; Harninkontinenz trennt man in Belastungsinkontinenz aufgrund eines ungenügenden Harnröhrenverschlusses (meist bei körperlicher Anstrengung) und Dranginkontinenz mit imperativem (zwingendem und als überstark erlebtem) Harndrang. Ursache für imperativen Harndrang ist eine überaktive Harnblase. Sie ist charakterisiert durch verfrühten Harndrang, wenn die Blase noch nicht voll ist, aufgrund vorzeitiger Kontraktionen der Blasenmuskulatur vor dem Wasserlassen.

Karzinom (bösartige Geschwulst, Krebsgeschwulst oder bösartiger Tumor): Im Körper wachsendes Gewebe, das aus mehr oder weniger entdifferenzierten Zellen besteht. Die Bösartigkeit eines Karzinoms besteht darin, dass es die Neigung besitzt zu wachsen, Organgrenzen zu überschreiten und in Nachbarorgane vorzudringen. Zudem bildet es bevorzugt Tochtergeschwülste (Metastasen), die sich über den Blutkreislauf verbreiten und in entfernten Organen ansiedeln.

Knochenszintigraphie: Bildgebendes Verfahren zur Erkennung von Metastasen in Knochen. Zunächst erhält der Patient eine schwach radioaktive Substanz gespritzt, die von Knochen aufgenommen wird. Weil eine Tochtergeschwulst im Knochen einen erhöhten Stoffwechsel besitzt, reichert sie schneller und mehr von der strahlenden Substanz an als gesundes Knochengewebe. Auf dem Bild vom Skelett fallen Knochentumoren als hot spots (heiße Flecken) auf. Gibt es keine auffällig strahlenden Flecken, sind Knochenmetastasen nicht ausgeschlossen, aber unwahrscheinlich.

Kontinenz: Willkürliche Kontrolle des Schließmuskels zur Entleerung der Harnblase oder des Enddarms (siehe auch Inkontinenz).

Lymphknoten: Linsen- bis bohnengroße Organe, die zusammen mit anderen Organen wie Milz und Mandeln und mit den Lymphgefäßen das Lymphsystem bilden. Durch Lymphknoten und Lymphgefäße fließt eine klare Flüssigkeit, die Lymphe, die spezielle Abwehrzellen enthält. Lymphknoten filtern Bakterien, Giftstoffe und Krebszellen aus der Lymphe. Bei fortgeschrittenem Prostatakrebs werden in Lymphknoten oft Metastasen gefunden.

Magnetresonanztomographie (MRT): Bildgebendes Verfahren zur Erzeugung dreidimensionaler Bilder von Organen. MRT lässt sich nur in besonderen Fällen zur Darstellung und Klassifizierung von Prostata-Tumoren benutzen.

Metastase: Bösartige Tochtergeschwulst, die von Krebszellen einer Muttergeschwulst abstammt, zum Beispiel eines Prostatakarzinoms, und benachbarte oder entfernte Organe befällt wie Lymphknoten oder Knochen.

Milliliter: 1000 Milliliter sind ein Liter; ein Milliliter ist ein tausendstel Liter und ein Kubikzentimeter.

Nanogramm: Eine Milliarde Nanogramm sind ein Gramm; milliardstel Gramm.

Partin-Tabellen: Sie geben an, wie wahrscheinlich es ist (ausgedrückt in Prozent), dass ein Prostatakarzinom auf die Prostata begrenzt ist oder sie überschreitet und die Samenblasen und Lymphknoten befallen hat. Ein Patient liest die Wahrscheinlichkeit unter seinem PSA-Wert, Gleason-Grad und seiner Tumor-Klassifikation einfach ab. Partin-Tabellen wurden nach dem Abgleich weicher Daten aus klinischen Diagnosen mit harten Daten nach Prostata-Entfernungen errechnet. Sie sind nach dem Urologen Alan W. Partin am Johns Hopkins Hospital in Baltimore, USA, benannt.

Prostatektomie: Vollständige (radikale) oder teilweise (Adenomektomie) operative Entfernung der Prostata; bei der radikalen Prostatektomie wird die Prostata vollständig entnommen – mit Kapsel sowie den beiden Samenblasen und Spritzgängen.

Prostatitis: Entzündung der Prostata nach Infektion mit Erregern oder nach mechanischer Überreizung oder nach psychosomatischer Belastung.

PSA (prostataspezifisches Antigen): Ein besonderer Eiweißstoff, den Prostatazellen und Prostatakrebszellen bilden. Der PSA-Spiegel im Blut ist bei Entzündungen und Reizungen der Prostata, bei einer gutartigen Vergrößerung sowie bei Prostatakrebs oft, aber nicht immer, erhöht.

PSA-Verdoppelungszeit: Zeit in Monaten oder Jahren, nach der sich eine gemessene PSA-Menge im Blut verdoppelt hat. Eine kurze Verdoppelungszeit, zum Beispiel drei Monate, kann ein deutlicher Hinweis auf Krebsaktivität sein.

Radiotherapie: Strahlenbehandlung

Reha (Rehabilitation): Wiederherstellung; Behandlungen, Training und andere Hilfe zur Selbsthilfe von Personen mit einer gesundheitlichen Behinderung zur Wiedereingliederung in das „normale" Leben und gegebenenfalls zur Wiederaufnahme der Arbeit.

Rezeptor: Aufnahme- oder Andockstelle einer Zelle, an der das passende Molekül eine vorübergehende Bindung eingeht. Ein haargenau passendes Molekül setzt eine Reaktion der Zelle in Gang, zum Beispiel die Bildung eines Eiweißstoffes (Schlüssel dreht Schloss). Ein nicht haargenau passendes Molekül besetzt den Rezeptor, ohne die Wirkung auszulösen (Schlüssel blockiert Schloss).

Salvage-Operation: Salvage bedeutet Rettung – eine Salvage-Operation bezeichnet eine Operation, die durchgeführt wird, wenn keine anderen Optionen bestehen, obwohl die Voraussetzungen für die Operation schlecht sind.

Samenblasen (Samenbläschen, Bläschendrüsen): Die beiden Drüsen befinden sich hinter der Prostata. Sie bilden nicht etwa Samenzellen, sondern ein fruchtzuckerhaltiges Sekret, das die Spermien ernährt. Ihre beiden Gänge, die in die Harnröhre in der Prostata einmünden, verschmelzen zuvor mit den Enden der Samenleiter zu den Spritzgängen.

Samenleiter: Die beiden Transportleitungen, die von den Hoden aufsteigen und hinter der Prostata in die Gänge der Samenblasen einmünden. Durch die Samenleiter werden während der Ejakulation die Samenzellen befördert und den Sekreten der Samenblasen und der Prostata hinzugefügt.

Schließmuskel der Harnröhre: Der äußere, willkürliche Schließmuskel ist eine trapezförmige Muskelplatte im Becken-boden, die am Sitz- und Schambein ansetzt. Der innere, unwillkürliche Schließmuskel der

Harnblase befindet sich am Anfang der prostatischen Harnröhre. Er verschließt die Harnblase während der Ejakulation.

Screening: Vortest oder Aussiebtest; einfache und kostengünstige Voruntersuchung zur Früherkennung einer Erkrankung, zum Beispiel PSA-Tests zur Früherkennung von Prostatakrebs.

Skelettszintigraphie: siehe Knochenszintigraphie

Transrektale Ultraschalluntersuchung (TRUS): Abbildung der Prostata mittels eines Ultraschallkopfes, der in den Enddarm vorgeschoben wird. Die Methode wird zur Steuerung einer Biopsie der Prostata angewendet.

Transurethrale Resektion der Prostata (TURP): Entfernung von Prostatagewebe nach Einführung eines optischen Instruments mit Resektionsschlinge (Resektoskop) in die Harnröhre. Ziel ist meist die Behebung von Harnabflussstörungen bei gutartiger Vergrößerung der Prostata.

Tumor: Geschwulst; im weiteren Sinne jede örtliche Schwellung z. B. infolge einer akuten oder chronischen Entzündung; im engeren Sinne eine überflüssige Neubildung von Gewebe; gutartige Tumoren wachsen im Gegensatz zum Krebs nicht in Nachbargewebe ein und bilden keine Tochtergeschwülste (Metastasen), die über den Körper verbreitet werden können.

Urethra-Druckprofil: Messung des Drucks über die Länge der Harnröhre.

Uroflow: Messung der Fließgeschwindigkeit des Harnstrahls. Als normal gilt ein Harnfluss im Bereich von 20 und 50 Milliliter pro Sekunde. Die charakteristische Kurve aus Anstieg, höchstem Harnfluss und Abnahme liefert Hinweise auf Hindernisse am Blasenhals, zum Beispiel bei gutartiger Vergrößerung der Prostata oder Einengung der Harnröhre.

Urogenitaltrakt: System der miteinander verbundenen Harn- und Geschlechtsorgane und Anhänge. Der Urogenitaltrakt des Mannes umfasst unter anderem Nieren, Harnleiter, Harnblase, Prostata, Samenblasen, Harnröhre, Penis, Hoden und Samenleiter.

Urographie: Röntgenaufnahmen der Harnwege (Nierenkelche und -becken, Harnleiter und Harnblase) nach Injektion eines jodhaltigen Kontrastmittels, das von den Nieren ausgeschieden wird. Zusätzliche Aufnahmen während des Wasserlassens bilden die Harnröhre ab.

Viergläser-Probe: Vier Proben des Patienten werden nach Keimen und Entzündungszellen untersucht. Die Analyse soll die Frage beantworten, ob eine Infektion der oberen Harnwege (Blase, Harnleiter, Nieren), der Prostata oder der Harnröhre vorliegt. Die vier Proben sind: 1. Erststrahl-Urin 2. Mittelstrahl-Urin. 3. Exprimat, das

ist ein Tröpfchen Prostatasekret, das der Urologe nach kurzer Massage der Prostata des Patienten aus der Harnröhre entnimmt. 4. Exprimat-Urin (nach der Entnahme eines Sekrettropfens).
Befund: Eine hohe Zahl von Keimen und Leukozyten im Mittelstrahl-Urin weist auf eine Infektion der Harnwege hin. Ist der Mittelstrahl dagegen keimfrei oder keimarm, geben die drei anderen Proben Aufschluss über eine Infektion der Prostata oder der Harnröhre.
Typisch für eine Entzündung der Prostata ist erstens eine erhöhte Anzahl weißer Blutkörperchen im Exprimat und Exprimat-Urin. Zweitens ist die Anzahl von Bakterien oder anderen Keimen im Exprimat und Exprimat-Urin mindestens zehnmal so hoch wie im Erstrahl-Urin.
Umgekehrt verhält es sich bei einer Entzündung der Harnröhre: Die Keimzahl im Erstrahl-Urin, das heißt in der Harnröhre, übertrifft bei Weitem die in Exprimat und Exprimat-Urin.
Die Viergläser-Probe wird vor allem bei wissenschaftlichen Untersuchungen oder bei besonders kritischen Fällen eingesetzt. Aus der Viergläser-Probe wurde die an die Praxis besser angepasste Zweigläser-Probe entwickelt.

Zweigläser-Probe: Die Untersuchung von zwei Urin-Portionen eines Patienten zur einfachen Lokalisation einer Infektion. Entzündungszeichen im Mittelstrahl-Urin sprechen für eine Infektion der Harnwege, solche im Exprimat-Urin deuten auf eine Prostatitis hin.

ADRESSEN UND INTERNETSEITEN

Bundesverband Prostatakrebs Selbsthilfe e. V.
Alte Straße 4
30989 Gehrden
Tel. 05108/92 66 46
Beratungshotline
0800/7 08 01 23 (gebührenfrei, nicht vom Ausland zu erreichen)
Di, Mi, Do 15–18 Uhr
www.prostatakrebs-bps.de

Prostatakrebs Selbsthilfe Information – Dreifache Hormonblockade (PSI-DHB)
Leitung: Herr Ralf-Rainer Damm
Hochtoft 11
24392 Süderbrarup
Tel. 04 641/9 87 91 33
E-Mail: kontakt@psi-dhb.de

Landesverband Prostatakrebs Selbsthilfe Schleswig-Holstein
Leitung: Herr Ingo Jobst
Osloweg 12
25479 Ellerau
Tel. 04106/7 25 48
E-Mail: gijobst@gmx.de

Überregionale Koordinierungsgruppe Süd-Niedersachsen
Leitung: Herr Ralf Kiehne
Im Graben 7
37671 Höxter
Tel. 05277/9 52 90 90
E-Mail: info@prostatakrebs-ksn.de

Regionalverband Neue Bundesländer Prostatakrebs-Selbsthilfe e. V.
Leitung: Herr Rüdiger Bolze
Wolfgang-Borchert-Str. 66
06126 Halle
Tel. 0345/6 87 14 09
E-Mail: ruediger.bolze@googlemail.com

Regionalverband Nordwest Prostatakrebs Selbsthilfe e. V.
Leitung: Herr Erwin Riebe
Dustmühle 40
49356 Diepholz
Tel. 05441/68 35
E-Mail: info@shg-rv-nordwest.de

Landesverband Prostatakrebs Selbsthilfe Hessen
Leitung: Herr Carlo Klöpfer
In den Rödern 35
64297 Darmstadt
Tel. 06151/59 24 88–501
E-Mail: karlheinz_kloepfer@web.de

Landesverband Prostatakrebs Selbsthilfe Baden-Württemberg
Leitung: Herr Karl Heinz Bauer
Hildebrandstr. 33
76227 Karlsruhe
Tel. 0721/38 95 13
E-Mail: karl-heinz-bauer-m6@t-online.de

Landesverband Nordrhein-Westfalen e. V.
Leineweberstr. 50
45468 Mülheim
Tel. 0208/3 05 92 99
E-Mail: info@prostatakrebs-lps.de

Deutsche Kontinenz Gesellschaft e. V.
Friedrich-Ebert-Str. 124
34119 Kassel
Tel. 0561/78 06 04
Fax 0561/77 67 70
www.kontinenz-gesellschaft.de

Deutsche Krebsgesellschaft e. V.
TiergartenTower
Straße des 17. Juni 106–108
10623 Berlin
Tel. 030/32 29 32 90
www.krebsgesellschaft.de

Deutsche Krebshilfe e. V.
Buschstraße 32
53113 Bonn
Tel. 0228/72 99 00
www.krebshilfe.de

Kontinenzberatung online
www.kontinenzberatung.de
Krebsinformationsdienst des DKFZ Heidelberg
Im Neuenheimer Feld 280
69120 Heidelberg
Tel. 06221/4 20 30 40
www.krebsinformation.de

My Prostate (auf Deutsch)
Erfahrungsberichte und -austausch
www.myprostate.eu

Prostata
Wissenswertes rund um die Prostata
www.prostata.de

prostatahilfe.ch
c/o SCANDERRA GmbH
Weberstrasse 9
CH-8004 Zürich
www.prostatahilfe.ch

Selbsthilfe Prostatakrebs
Obere Augartenstraße 26–28
A-1020 Wien
Tel. ++1/3 33 10 10
www.prostatakrebse.at

Selbsthilfegruppe Erektile Dysfunktion (Impotenz)
Weiherweg 30A
82194 Gröbenzell
Tel. 08142/59 70 99
www.impotenz-selbsthilfe.de

Stiftung Männergesundheit
Reinhardtstraße 2
10117 Berlin
Tel. 030/27 59 38 59
www.stiftung-maennergesundheit.de

LITERATUR

Literatur für Patienten und Angehörige

Arbeitsgemeinschaft wissenschaftliche medizinische Fachgesellschaften (AWMF), Deutsche Krebsgesellschaft, Deutsche Krebshilfe (Hrsg.):
Prostatakrebs 1 – Lokal begrenztes Prostatakarzinom (evidenzbasierter Patientenratgeber). Berlin, 2009.
Kostenlos als pdf unter www.leitlinienprogramm-onkologie.de/OL/patientenleitlinien.html oder www.patienten-information.de/patientenleitlinien (barrierefreier Text)

AWMF, Deutsche Krebsgesellschaft, Deutsche Krebshilfe (Hrsg.):
Prostatakrebs 2 – Lokal fortgeschrittenes und metastasiertes Prostatakarzinom. Berlin, 2009. Kostenlos als pdf unter www.leitlinienprogramm-onkologie.de/OL/patientenleitlinien.html oder www.patienten-information.de/patientenleitlinien als barrierefreier Volltext

Bundesverband Prostatakrebs Selbsthilfe e. V. (Hrsg.):
Prostatakrebs - was nun? Bundesverband Prostatakrebs Selbsthilfe e. V., 2009. Zum kostenfreien Herunterladen unter www.prostatakrebs-bps.de

Delbrück, Hermann:
Prostatakrebs. Rat und Hilfe für Betroffene und Angehörige. 4. Aufl., Stuttgart, Kohlhammer, 2007

Deutsche Krebshilfe (Hrsg.):
Prostatakrebs. Ein Ratgeber nicht nur für Betroffene. Die blauen Ratgeber 17, Bonn, Deutsche Krebshilfe, 2009. Kostenlos unter www.krebshilfe.de/blaue-ratgeber.html oder zu bestellen bei: Deutsche Krebshilfe e. V., Buschstr. 32, 53113 Bonn

Dombo, Olaf G.; Otto, Ullrich:
Prostatakrebs. Ratgeber und Wegweiser für eine gute Zukunft. Berlin, Weingärtner, 2002

Dr. med. Mabuse:
Vorsorgeuntersuchung Prostatakrebs. Pro und Contra. Michael Stöckle: Konsequentes Screening. Klaus Koch: Hohe Hürde für PSA-Test. Dr. med. Mabuse Nr. 186, Juli/August 2010

Harzmann, Rolf; Grüber, Andrea:
Diagnose Prostatakrebs. Ein Ratgeber für Betroffene und Angehörige. Marburg, Kilian, 2000

Parks, Tim:
Die Kunst stillzusitzen. Ein Skeptiker auf der Suche nach Gesundheit und Heilung. München, Kunstmann, 2010

Robert Koch Institut (Hrsg.):
Prostataerkrankungen, Gesundheitsberichterstattung des Bundes. Heft 36, Berlin, Robert Koch Institut, 2007. Kostenlos zu laden unter www.rki.de

Wainrib, Barbara Rubin; Haber, Sandra; Maguire, Jack: **Prostata-Krebs: So helfe ich meinem Partner. Wie Sie die Erkrankung gemeinsam bewältigen.** Aus dem Amerikanischen übersetzt von Ulla Schuler, Stuttgart, Trias, 1998

Weißbach, Lothar; Boedefeld, Edith: **Diagnose: Prostatakrebs. Ein Ratgeber – nicht nur für Männer.** München, Zuckschwerdt, 2. Auflage, 2007

Zeit, Die: **Der Testfall.** www.zeit.de/2009/18/M-Prostata (über den PSA-Test), 2009

Literatur (nicht nur) für Fachleute

Berges, Richard; Weißbach, Lothar; Dachverband der Prostatazentren Deutschlands e. V. (Hrsg): **Das 1–2–3 der Prostata. Leitlinien für PCA und BPS.** Berlin, Aviso., 2010

Frohmüller, Hubert; Theiß, Matthias; Bracher, Franz: **Prostataerkrankungen im höheren Lebensalter. Diagnostik, konventionelle und alternative Behandlungsverfahren.** 2. Aufl., Stuttgart, Wissenschaftliche Verlagsgesellschaft, 2002

Hautmann, Richard: **Urologie.** 4. Aufl. Heidelberg, Springer Medizin Verlag, 2010

Höfner, Klaus; Stief, Christian G.; Jonas, Udo: **Benigne Prostatahyperplasie.** Ein Leitfaden für die Praxis. Berlin, Springer, 2000

Konert, Jürgen; Dietrich, Holger G. (Hrsg.): **Illustrierte Geschichte der Urologie. Heidelberg,** Springer, 2004

Marx, S. u. a.: **Chronische Prostatitis / chronisches Beckenschmerzsyndrom. Einfluss osteopathischer Behandlungen – eine randomisiert kontrollierte Studie.** Der Urologe A, Vol 48, Nr. 11, 11/2009

Sökeland, Jürgen (Hrsg.): **Benigne Prostata-Hyperplasie. Epidemiologie, Ätiologie, Pathogenese, Symptomatik, Therapie und Gesundheitsökonomie.** Stuttgart, Thieme, 1995

Weißbach, Lothar und Jens Altwein: **Aktive Überwachung oder aktive Therapie beim lokalen Prostatakarzinom?** Deutsches Ärzteblatt, 106 (22), 29.05.09

Welch, H. G.; Black, W. C.: **Overdiagnosis in cancer.** Journal of the National Cancer Institute, 102(9), 22.04. 2010

REGISTER

IMPRESSUM

Stiftung Warentest
Lützowplatz 11–13
10785 Berlin
Telefon 0 30/26 31–0
Fax 0 30/26 31–25 25
www.test.de

Vorstand: Dr. jur. Werner Brinkmann
Weiteres Mitglied der Geschäftsleitung:
Hubertus Primus (Publikationen)

Autor: Dr. Peter Düweke, Berlin
Lektorat: Christiane Hefendehl
Fachliche Beratung: Prof. Dr. Gerd Glaeske, Universität Bremen/pharmafacts, Freiburg; Prof. Dr. Lothar Weißbach, Berlin

Titelentwurf: Susann Unger, Berlin
Layout: Pauline Schimmelpenninck Büro für Gestaltung, Berlin

Grafik und Satz: Anne-Katrin Körbi
Verlagsherstellung: Rita Brosius (Ltg.), Susanne Beeh
Produktion: Vera Göring
Bildredaktion: Anne-Katrin Körbi

Bildnachweis – Titel: Plainpicture
Bildnachweis – Inhalt: iStockphoto; Thinkstock; Avenue-Images; Plainpicture, Stockfood, Fotolia, Your Photo today
Abbildungen: S. 26, deutsche Version des NIH-CPSI, Chronic Prostatitis Symptom Index – National Institutes of Health, Bethesda, USA
S. 40, Internationalen Fragebogen zur Skalierung der Beschwerden bei gutartiger Vergrößerung der Prostata, Deutschen Gesellschaft für Urologie e. V., Düsseldorf
S. 68, Treffsicherheit des PSA-Test, www.test.de, Stand: 19.01.2009
S. 129, Contemporary update of prostate cancer staging nomograms (Partin Tables) for the new millennium, Elsevier Limited, Oxford, GB;

Litho: tiff.any GmbH, Berlin
Druck: Firmengruppe APPL, aprinta druck, Wemding

Einzelbestellung:
Stiftung Warentest
Telefon: 0 180 5/00 24 67
Fax: 0 180 5/00 24 68
(je 14 Cent pro Minute aus dem Festnetz, maximal 42 Cent pro Minute aus dem Mobilfunknetz)
www.test.de

Redaktionsschluss: 15.12.2010

ISBN: 978-3-86851-118-5